老年康养师实务

LAONIAN KANGYANGSHI SHIWU

主　编　　隋国辉　黄　琳

副主编　　王美玉　梅超南　陶景景

　　　　　郝　刚　张晓琴

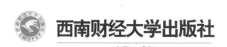

西南财经大学出版社

中国·成都

图书在版编目(CIP)数据

老年康养师实务/隋国辉,黄琳主编;王美玉等副主编.—成都:西南财经
大学出版社,2022.10
ISBN 978-7-5504-5572-6

Ⅰ.①老⋯　Ⅱ.①隋⋯②黄⋯③王⋯　Ⅲ.①老年人—护理学
Ⅳ.①R473.59

中国版本图书馆 CIP 数据核字(2022)第 193515 号

老年康养师实务

主　编　隋国辉　黄琳
副主编　王美玉　梅超南　陶景景　郝刚　张晓琴

责任编辑:李特军
责任校对:陈何真璐
封面设计:杨红鹰　张姗姗
责任印制:朱曼丽

出版发行	西南财经大学出版社(四川省成都市光华村街 55 号)
网　　址	http://cbs.swufe.edu.cn
电子邮件	bookcj@swufe.edu.cn
邮政编码	610074
电　　话	028-87353785
照　　排	四川胜翔数码印务设计有限公司
印　　刷	郫县犀浦印刷厂
成品尺寸	185mm×260mm
印　　张	14
字　　数	312 千字
版　　次	2022 年 10 月第 1 版
印　　次	2022 年 10 月第 1 次印刷
印　　数	1— 2000 册
书　　号	ISBN 978-7-5504-5572-6
定　　价	38.00 元

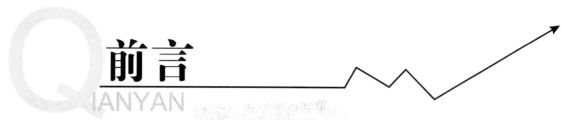

前言

党的十八大以来，我国卫生健康事业取得显著成绩，人民健康水平持续提高。但是随着工业化、城镇化、人口老龄化进程加快，我国居民生产生活方式和疾病谱不断发生变化，居民发病率持续上升。目前，心脑血管疾病、癌症、慢性呼吸系统疾病、糖尿病等慢性病已成为居民主要死因，导致的负担占总疾病负担的 70% 以上；肝炎、结核病等重大传染病防控形势仍然严峻，职业健康、地方病等问题也不容忽视。

2020 年 10 月 29 日，十九届五中全会审议通过《中共中央关于制定国民经济和社会发展第十四个五年规划和二〇三五年远景目标的建议》，将积极应对人口老龄化上升为国家战略。《"健康中国 2030"规划纲要》要求推进老年医疗卫生服务体系建设，推动医养结合，为老年人提供治疗期住院、康复期护理、稳定期生活照料、安宁疗护一体化的健康和养老服务。

2020 年年底，我国总人口 14.12 亿，其中，60 岁及以上人口为 2.64 亿人，占总人口的 18.70%，65 岁及以上人口为 1.91 亿人，占总人口的 13.50%。随着当前社会老龄化和高龄化现象的日益严峻，老年人对社会养老服务的需求日益增加。但是我国养老专业人才队伍短缺，总量亟待扩大。

老年人增龄老化身体机能衰退，导致多系统多脏器性疾病发生，多病共存，多重功能障碍，严重影响其躯体功能、心理功能和生命质量，给家庭和社会带来沉重负担。在实施"健康中国"战略的今天，老年康养已经得到全社会的重视，公众越来越关注通过康复综合手段的干预减少因增龄衰老致病致残的不利因素，使得老年人的潜在能力得以发挥，提升老年人的生命质量，重返家庭和社会。所以开展老年康养是"积极老龄化"的重要举措。

　　本书从老年人常见疾病开始，结合清晰的图片及详细的操作步骤介绍日常常用康复手法；对常见慢性病提出预防及养生等多维度意见；从照顾者的角度思考，给出相应的康乐活动参考。让预防与康复与康乐相结合，多维度多方向指导老年康养，为有需求的老人及照顾者提供更多参考价值。

目录

第一章 老年康养总论

知识目标

掌握老年康养服务的特点；
熟悉老年康养师的职业素养要求；
了解老年康养服务的现状与需求。

技能目标

具备开展老年康养服务现状与需求分析的能力。

第一节 老年康养服务的现状与需求

老年康养服务是针对老年人提供康复养生服务的一个康养服务领域。随着我国老龄化社会的日益加剧，国家相继出台相关政策文件，推动老年康养服务的发展，老年康养服务迎来快速发展的机遇期。

一、老年康养服务的背景与现状

（一）老年人口规模不断增大，老年康养服务压力增加

据第七次全国人口普查数据的结果，2020 年年末，我国 60 岁及以上人口已超过 2.64 亿人，占比达 18.7%；其中 65 岁及以上人口超过 1.9 亿人，占比 13.5%。

与 2010 年相比，2020 年年末，我国 60 岁及以上人口的比重上升 5.44%，65 岁以上人口比例上升 4.6%，通过三轮人口普查数据（见表 1-1）的比较来看，老龄人口的增速

在加快。这也反映了我国人口老龄化程度在进一步加深，未来人口老龄化趋势带来的各种问题将会越发严重。

表 1-1　三轮全国人口普查数据的老年人口数据比较

人口普查周期	60 岁以上		65 岁以上	
	人口数/万人	人口比例/%	人口数/万人	人口比例/%
2000 年五普	13 200	10.1	8 800	7.0
2010 年六普	18 000	13.3	12 000	8.9
2020 年七普	26 402	18.7	19 064	13.5

这一趋势将为老年康养服务带来持续的压力与挑战。

（二）老年人面临越来越严峻的健康威胁

老年人的身体机能随着年龄的增长而不断衰退，慢性疾病发生率也越来越高，多系统多脏器性的功能衰退造成的多病共存、多重功能障碍，严重影响老年人的躯体功能、心理功能和生活质量，也给其家庭、整个社会带来越来越沉重的负担。全国第六次卫生服务统计调查数据显示，老年人口以患慢性病为主，慢性病粗患病率为 59.1%（至少患 1 种慢性病），其中高血压和糖尿病患病率居前 2 位；多病共患情况较多，有 23.8% 的老年人患有 2 种及以上慢病。

随着老龄化社会的进一步加剧，这一问题将会越来越严重，日益成为影响老年人生活质量的重要问题。

（三）国家政策推动养老服务与老年康养服务发展。

2016 年 10 月，《"健康中国 2030"规划纲要》提出要推进医养服务结合，促进健康老龄化，针对老年人推进康复养老服务。

2017 年 3 月，国务院印发《"十三五"国家老龄事业发展和养老体系建设规划》，明确提出要在推进医养结合、发展老年医疗与康复护理服务等方面健全健康支持体系。

2017 年 8 月，民政部等部门印发《关于印发〈养老服务标准体系建设指南〉的通知》，从老年人自理能力、养老服务形式、服务、管理四个维度确定养老服务标准体系。《养老机构康复服务规范》《居家老年人康复服务规范》《养老机构健康管理服务规范》《社区居家养老健康管理服务规范》等康复养生服务标准已出台或在制订中。

2017 年 10 月，党的十九大报告提出，积极应对人口老龄化，构建养老、孝老、敬老政策体系和社会环境，推进医养结合，加快老龄事业和产业发展。

2019 年 10 月，国家卫健委、民政部、国家发改委、全国老龄办等 12 部门联合印发《关于深入推进医养结合发展的若干意见》，推进医疗、康复、护理服务与养老服务的衔接，并提供多项保障支持。

（四）我国老年康养服务专业人才队伍明显短缺。

随着当前人口老龄化趋势日趋严峻，老年人对社会养老服务的需求日益增加。但是我国养老专业人才队伍短缺，总量亟待扩大。

北京师范大学中国公益研究院《2017 年中国养老服务人才培养情况报告》显示，全国失能半失能老人约有 4 063 万，若按照国际标准，失能老人与护理人员 3：1 的配置标准推算，我国至少需要 1 300 万各类养老服务护理人员。而目前各类养老服务人员不足 50 万人，全国养老服务人才需求缺口巨大，老年康养服务人才更显不足。

二、老年康养服务的需求

老年人普遍存在的健康问题亟需各类老年康养服务人才。老年人群的慢性病的高患病率、多病共患情况的高发率，决定了老年人对各类老年康养服务人才巨大的社会需求。而与各类老年人群的需求相对应，养老服务护理人员的主要服务内容必然偏重于医疗、康复、护理、健康监测管理等专业照护服务。同时，健康老年人的养老理念与养老方式正在转变，对高素质、高技能养老服务护理人员的需求也日益增加，"有病康复，无病养生"的观念正在形成。

第二节　老年康养服务的特点

作为养老服务领域的一个分支方向，老年康养服务具有以下特点：

一、老年康养服务具有普遍性和广泛性

从老年康养服务的内涵来看，其关注老年的康复与养生服务的提供。康复服务多是针对疾病的康复与预后管理；养生服务则更侧重健康生活方式管理与促进，关注疾病的早期预防管理。而这几乎覆盖了健康与疾病状态的全程，每个老年人都不可避免地需要获得其中的部分内容甚至是全部内容，可见老年康养服务具有普遍性和广泛性。

二、老年康养服务具有一定的专业性

康复养生服务涉及老年人常见疾病的病因分析、预防保健原则等医学基础理论、预防保健原则、康复技术等内容，还涉及营养与运动保健、老年康乐活动策划、老年辅具管理等内容，可见老年康养服务需要具备多学科理论与技术，具有一定的专业性。

三、老年康养服务具有较强的实用性

老年康养服务不同于医疗保健服务，不提供疾病诊疗服务，而是致力于使用养生预防

技巧、非医疗性康复技术，通过为老年人提供切实可行的康复养生服务，一方面，帮助其建立实用有效的慢性病养生预防观念与技巧，早期预防慢性病，增进健康；另一方面，帮助有脑中风、骨关节病等疾病的老年人更好地恢复功能，提升自理能力。

第三节　老年康养师的基本职业素养

老年康养师是提供老年康养服务的专业性养老服务人才，其基本职业素养包括：

一、职业道德

（1）具备高尚的职业道德修养，遵循医学伦理学的四大基本原则（尊重原则、不伤害原则、有利原则、公正原则）。

（2）具备耐心且细心的品质服务老年人，能以潜移默化的方式纠正老年人对康复养生的各种错误观念及期望。

（3）以关爱健康的责任感与担当，服务于老年人的健康维护。

二、职业守则

（1）老年康养师是为老年人提供康复养生的保健服务人员，其服务目的是促进老年人健康功能恢复、健康养生保健意识与生活习惯的养成。

（2）老年康养师是老年人与医护人员的沟通桥梁，一方面指导和督促老人做好院外的康复管理、养生预防与保健；另一方面，协助医生、康复治疗师做好老年人的病后功能恢复性训练支持。

（3）善于倾听老年人的诉求与反馈，用同理心去关心老年人，不仅关注老人的感受；更重要的是建立信任关系，以能够及时调整，这是服务能够持续的基础。

（4）不得因各种原因歧视需要提供康养服务的老年人。

（5）尊重同行，不得在无任何依据的情况下，无故贬低其他从业人员。

（6）关注老年人的整体健康状况与健康风险，未经事前的专业诊疗和健康状况评估，不得提供所有康养服务。

三、专业能力

（1）关注局部健康问题与整体健康问题的关系，着眼于老年人的整体健康状况的维护与促进。

（2）通过教育、技能训练等方式，促使老年人积极主动地进行自我康复管理与生活方式调整，是老年康养师终极追求的目标。在现代医学与健康观中，"以患者为中心"和

"以人为本"的思想决定了老年康养师在指导与促进老年人建立疾病养生预防、康复训练的知识与技能的时候，促使老年人建立自我管理的意识与能力，从而帮助老年人获得最优的健康收益。

（3）坚持循证医学为基础的医学要求，所有的服务内容都有据可依。

第四节　进行老年康养的注意事项

（1）老年康养服务不得以治疗为目的，不应也不能为老年人提供疾病诊疗服务，应注意告知并提醒老年人。

（2）需开展老年人的健康状况评估，经评估无可疑健康风险之后再提供老年康养服务，部分服务的提供还需在医生的指导下开展。

（3）提供老年康养服务时，应与老年人达成一致意见，必要时应签订书面协议，并获得其主要家属的知情同意。

（4）良好的人际沟通是老年康养服务顺利进行的基础，老年康养师应与老年人及其家属建立良好关系，以更好地提供服务。

（5）老年康养服务绝不应提供未经科学证实有效的康复养生观念与技能，康复手法应力度适中、幅度适当。

（6）老年康养服务应时刻以老年人为中心，随时关注老年人的主观感受与健康状态，避免各种不良突发事件的发生。

（7）老年康养服务的效果是缓慢且远期的，只有在持续提供服务，且老年人自身能够做好自我管理的前提下，才能达到预期的保健目的。

（8）在很多时候，老年康养服务的效果是配合医疗服务来显现的，医疗服务的有效性会影响老年康养服务的有效性，老年康养师对此应有清醒认识。

思考题

1. 老年康养师的职业目标。
2. 老年康养服务的现状。
3. 老年康养服务的特点。

本章参考文献

[1] 葛延风，王列军，等. 我国健康老龄化的挑战与策略选择 [J]. 管理世界（月刊），2020（4）.

[2] 蔡敏，谢学勤，吴士勇. 我国老年人口健康状况及卫生服务利用 [J]. 中国卫生信息管理，2021，18（1）.

[3] 郭丽君，鲍勇，等. 中国养老人才队伍培养体系 [J]. 中国老年学杂志，2019，39（14）.

第二章　老年脑卒中康复

知识目标

掌握老年脑卒中疾病的日常康复方法；
熟悉老年脑卒中的康复评定方法及注意事项；
了解老年脑卒中的临床表现及功能障碍。

技能目标

具备对脑卒中患者进行日常康复的能力。

脑卒中是一组以突然发病、迅速出现局限性或弥漫性脑功能缺损为共同临床特征的脑血管病。脑卒中是脑血管病的主要临床类型，脑卒中分缺血性卒中和出血性卒中。缺血性卒中包括脑血栓形成、脑栓塞、腔隙性脑梗死、出血性脑梗死、其他原因和原因不明脑梗死；出血性卒中包括脑出血和蛛网膜下腔出血。

脑卒中是危害中老年人身体健康和生命的主要疾病之一。脑卒中是目前导致人类死亡的第二大原因，它与缺血性心脏病、恶性肿瘤构成多数国家的三大致死疾病。世界卫生组织（WHO）提出引起脑卒中的危险因素如下：①可调控性因素。如高血压、心脏病、糖尿病、高脂血症等。②可改变的因素。如不良饮食习惯；吸烟和大量饮酒、熬夜等。③不可改变的因素。如年龄、性别、种族、家族史等。

根据2010年全球疾病负担研究结果显示，脑卒中作为一个全球性的健康问题，脑卒中是60岁死亡的第二大原因，是15~59岁死亡的第五大原因。脑卒中是危害中老年人生命与健康的常见病，在世界范围内，脑卒中已经成为第二大死亡原因和残疾的首要原因。我国脑卒中老年发病率为200/10万，年死亡率为80/10万~120/10万，存活者70%以上有不同程度的功能障碍，其中40%为重度残疾，脑卒中的复发率达40%。脑卒中具有发病率高、死亡率高和致残率高的特点。近年来，随着临床诊疗水平的提高，脑卒中的死亡率有了大幅度下降；同时随着治疗水平的提升，脑卒中的致残率也明显降低。

脑卒中康复是指采取一切措施预防残疾的发生和减轻残疾的影响，以使脑卒中患者重返正常社会生活。脑卒中康复不仅是使患者去适应周围的环境，还要通过调整其周围的环境和社会条件以利于他们重返社会。老年康养师在拟定脑卒中康复服务的实施计划时，应有患者本人及其家属和他们所在社区等的参与，从生物、心理、社会多个层面解决患者问题。

第一节 老年脑卒中的临床表现及功能障碍

一、意识障碍

脑卒中发生后可产生以觉醒度的改变为主、以意识内容改变为主和特殊类型的意识障碍。以觉醒度的改变为主的意识障碍有嗜睡、昏睡、昏迷。以意识内容改变为主的意识障碍有意识模糊和谵妄。特殊类型意识障碍有去皮质综合征、无动性缄默和植物状态等。

二、认知障碍

认知障碍表现为在注意力、记忆力、计算力、定向力、判断力、理解能力等方面的认知功能障碍。

三、运动功能障碍

运动功能障碍主要表现为偏瘫、肌力弱、肌肉痉挛、平衡障碍、共济失调、不自主运动等。

四、感觉障碍

感觉障碍表现为痛温觉、触觉、关节位置觉、运动觉等障碍，其中关节位置觉、运动觉可影响步行能力。

五、言语功能障碍

言语功能障碍表现为失语、构音障碍。失语症是语言中枢受损，患者不能与人正常交流，出现理解障碍、表达困难、阅读和书写障碍等。构音障碍是由于神经病变，与言语有关的肌肉麻痹、收缩力减弱或运动不协调所致的发音障碍。

六、吞咽障碍

吞咽障碍表现为患者不能顺利将水或食物送到胃中，影响患者进食水和吸收营养，出现咽下困难、呛咳等症状。

七、精神、心理障碍

精神、心理障碍表现为冲动、淡漠、妄想、人格障碍、焦虑、抑郁等。

八、继发障碍

继发障碍表现为肩关节半脱位、肩手综合征、肩痛、体位性低血压、深静脉血栓、压疮、关节挛缩、骨质疏松等。

九、日常生活活动能力障碍

日常生活活动能力障碍表现为在转移、移动、步行、上下楼梯、排泄、美容、进食、更衣、洗浴、理财、通信、购物、烹饪、交通工具利用等方面的障碍。

十、生活质量

生活质量方面表现为生活质量下降。

第二节 老年脑卒中的常用评定

一、意识状态评定

清醒状态是指患者对自身及周围环境的认识能力良好，应包括正确的时间定向、地点定向和人物定向，当问诊者问及姓名、年龄、地点、时刻等问题时，患者能做出正确回答。意识状态可以反映患者脑损伤的程度。意识障碍与脑损伤程度成正比，特别是昏迷常提示脑损伤较重。

昏迷指意识丧失，无自发睁眼，缺乏睡眠—觉醒周期，任何感觉刺激均不能唤醒。国际上普遍使用 Glasgow 昏迷评定量表定量地评定意识障碍程度，该量表有睁眼、运动反应、言语反应等评定项目，测试后计算总得分。最高分 15 分，最低分 3 分，分数越低意识障碍越重。总分≤8 分为昏迷、重度损伤；总分 9～11 分为中度损伤；总分≥12 分为轻度损伤。

二、言语功能评定

脑卒中主要引起失语症和构音障碍。失语症的评定方法有波士顿诊断性失语症检查、西方失语症成套检查表、汉语失语症检查法等。构音障碍的评定包括构音器官和构音两部分评定。

三、认知功能评定

认知障碍包括注意力、记忆力、计算力、定向力、判断力、解决问题能力等障碍。评定方法很多，包括筛查法、特异性检查法、成套测验法、功能检查法等。临床工作中常用简明精神状态检查（MMSE）进行筛查，量表包括 30 项内容，每项 1 分，共 30 分。痴呆标准依文化程度而异：文盲<17 分，小学文化者<20 分，中学以上文化程度者<24 分，可考虑为痴呆。

四、情绪状态评定

脑卒中患者可出现精神、情绪不良反应，有时会加重躯体症状，影响康复治疗。该类患者常见的是抑郁和焦虑状态。抑郁和焦虑状态的判断，应在客观的评定基础上完成，切记主观想象，以免延误治疗。临床上常用汉密尔顿抑郁量表和汉密尔顿焦虑量表进行评定。

（1）汉密尔顿抑郁量表（HAMD）该量表有 24 个项目，包括：焦虑躯体化；体感；认知障碍；日夜变化；迟缓；睡眠障碍；绝望感；等等。大部分项目按无、轻度、中度、重度、很重 5 级评为 0~4 分；少数项目按无、轻中度、重度 3 级分为 0~2 分。总分<8 无抑郁症状；总分>20 可能是轻度或中度抑郁；总分>35 可能为严重抑郁。

（2）汉密尔顿焦虑量表（HAMA）量表有 14 个项目，按无、轻微、中、较重、严重 5 级评定为 0~4 分。总分<7 无焦虑；总分>7 可能有焦虑；总分>14 肯定有焦虑；总分>21 肯定有明显焦虑；总分>29 可能为严重焦虑。

五、运动功能评定

脑卒中后，患者由于肌张力增高，会出现联合反应、共同运动等症状。临床上常采用 Brunstrom 评定法、卒中患者运动功能评估量表（MAS）、上田敏评定法及 Fugl-Meyer 评定法等评定运动功能。Brunstrom 评定法是经典的评定方法，简单、实用，基本上能反映脑卒中后运动功能的变化过程，在临床康复中广泛应用。

六、痉挛的评定

痉挛是一种由牵张反射过度兴奋所致的，以速度依赖的紧张性牵张反射增强伴腱反射亢进为特征的运动障碍。它是脑卒中常见和难以解决的问题，影响患者肢体功能的恢复。

其特点是上肢易累及的肌群是屈肌群，下肢易累及的肌群是伸肌群。痉挛的评定，临床上常采用改良的 Ashworth 量表法。

七、平衡和协调功能评定

平衡的评定方法分定量法和定性法。定量法是人体动态计算机模型根据患者的身高和体重由垂直力运动的测定计算出人体重心的摆动角度，从而准确地反映平衡功能状况。人体动态计算机模型通过连续测定和记录患者身体作用于力台表面的垂直力位置来确定身体摆动的轨迹，使身体自发摆动状况得以进行定量分析。定性法是通过生物力学因素的评定、姿势控制的运动因素的评定、平衡反应和平衡的感觉组织检查来完成的。

协调运动指在中枢神经系统的控制下，与特定运动或动作相关的肌群以一定的时空关系共同作用，从而产生平滑、准确、有控制的运动。它要求有适当的速度、距离、方向、节奏和力量进行运动。协调运动分为大肌群参与的粗大运动的活动和利用小肌群的精细运动的活动。评定内容包括交替和交互运动、协调运动、精细运动、固定或维持肢体的能力以及维持平衡和姿势等。

八、感觉障碍的评定

感觉障碍包括浅感觉、深感觉、复合感觉障碍。浅感觉有触觉、痛觉、温度觉；深感觉有运动觉、位置觉、振动觉；复合感觉有皮肤定位觉、两点辨别觉、实体觉、图形觉、重量觉。感觉障碍的评定可通过体格检查完成，主要评定感觉障碍的分布、性质、程度。可根据疾病诊断或部位来确定评定顺序，即先查浅感觉再查深感觉，先查正常部位后查异常部位，根据感觉神经及它们支配和分布的皮区去检查；采取左右、前后、远近端对比的原则，必要时多次重复检查；避免任何暗示性问话，以获取准确的临床资料。

九、日常生活活动能力评定

日常生活活动一般分为基本日常生活活动（BADL）和工具性日常生活活动（IADL）。基本日常生活活动是指生活中的穿衣、进食、修饰、移动、保持个人卫生等活动。工具性日常生活活动是指在社区内或多或少借助一些工具所要完成的活动内容，如做家务、购物、驾车、去医院、室外活动等。

基本日常生活活动评定量表有 Barthel 指数、功能独立性评定（FIM）、PULSES 评定量表、ADL 指数等；工具性日常生活活动评定量表有快速残疾评定量表、功能活动问卷、IADL 量表等。

十、生活质量评定

生活质量是全面评价生活优劣的概念，通常指社会政策与计划发展的一种结果。生活质量以生活水平为基础，但涉及的内涵比生活水平更复杂、更广泛，包括对人的精神文化等高级需求满足程度和环境状况的评估。

　　生活质量评定常用的量表有世界卫生组织生活质量测定简表、生活满意指数 A（LSIA）、生活质量指数（QOLI）等。生活质量指数包括活动、日常生活、健康、支持（家人或其他人的支持）、前景（对未来的情绪反应）5 个项目，每个项目有 3 个选项，分别设定为 0、1、2 分，5 个项目累计最高为 10 分，最低为 0 分，分数越高生活质量越好。

第三节　老年脑卒中的日常康复技术

一、物理疗法

（一）物理因子治疗

物理因子治疗主要有低频电疗法和功能性电刺激疗法。

低频电疗法：应用频率 1 000Hz 以下的电流治疗疾病的方法，称为低频电疗法。

功能性电刺激疗法（FES）：是指用脉冲电流刺激已丧失功能的器官或肢体，以产生的即时效应来代替或矫正器官或肢体功能的治疗方法，属于神经肌肉电刺激（NMES）的一种。神经肌肉电刺激仪见图 2-1。

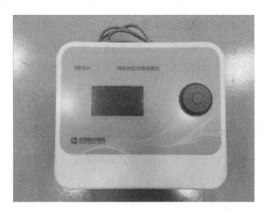

图 2-1　神经肌肉电刺激仪

　　（1）治疗作用：维持及增加关节活动度；增强肌肉力量、预防肌肉萎缩；缓解肌肉痉挛；改善肩关节半脱位。

　　（2）禁忌症及慎用范围：禁忌症——患者的心前区；安装心脏起搏器的患者；膈神经或膀胱刺激器附近；患者的颈动脉窦区域；外周血管存在血栓的部位；有赘生物或感染的部位；孕妇的躯干部位；患者的眼部。慎用范围——皮肤破损的部位；出血部位；高血压或低血压患者；脂肪组织过多的区域。

（3）操作方法。

①在治疗前向患者解释治疗过程中可能出现的麻颤感和明显的肌肉收缩。

②打开治疗仪的电源，患者取舒适的体位，然后将电极固定于相应的部位上，部分部位电极放置如图2-2、图2-3、图2-4、图2-5所示。

③选择适当的刺激参数（频率、脉宽、治疗时间等），调整电流强度。

④治疗结束后应先将输出强度调零、取下电极，然后再关闭电源。

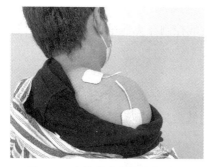

图2-2 肩关节半脱位电极放置

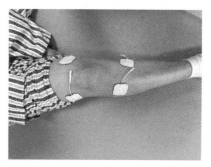

图2-3 足下垂电极放置

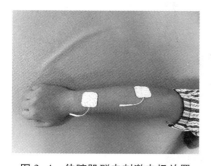

图2-4 伸腕肌群电刺激电极放置

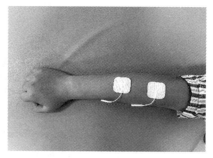

图2-5 伸指肌群电刺激电极放置

（4）参考操作参数。

①频率：刺激频率的增加会加快肌肉疲劳的产生，临床使用时应综合考虑电刺激产生的肌力大小和肌肉疲劳的产生，一般推荐使用的频率为35~50Hz。

②波形：选择患者较能适应、不易产生疼痛的波形，以达到最佳治疗效果。正常神经支配的肌肉多使用对称性或不对称性双相方波。对称性方波多用于大肌肉的电刺激；不对称性方波多用于小肌肉的电刺激，将负极作为刺激电极置于运动点。

③电流强度：以运动阈为准，无痛范围内，患者可耐受的最大刺激强度。

④电极片的大小和放置方式：应选择能适当覆盖所刺激肌肉的电极片。为了刺激更多的肌纤维，医护人员可将电极置于肌腹的两端，使电流更加集中，刺激效果更佳。

⑤治疗剂量：15~30分钟/次，1~2次/天，20~30次为1个疗程。

（5）注意事项。

①为避免电灼伤，电流密度不能过大，且治疗时应注意电极片和皮肤紧密接触。

②所选择的电极片应避免患者过敏。

③电刺激应剃除治疗部位的毛发，以降低皮肤阻抗。

④长时间的电刺激或高强度电刺激都可能造成电灼伤。因此在治疗前、治疗中和治疗后，应及时检查皮肤的状况。

⑤使用中应避免引起患者的焦虑及恐惧。

⑥对关节损伤引起反射性抑制的患者电流强度应控制在无痛范围，电刺激引起的肌肉收缩不应该加重疼痛。

⑦治疗后痉挛加重的患者不适合进行治疗。

（二）经皮神经电刺激疗法（TENS）

经皮神经电刺激疗法是通过皮肤将特定波宽的低频脉冲电流输入人体以治疗疼痛的电疗方法。经皮神经电刺激仪见图2-6。

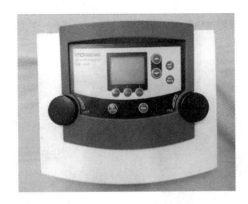

图2-6　经皮神经电刺激仪

（1）治疗作用：止痛；止呕；改善血液循环；消除水肿；降低肌张力。

（2）禁忌症及慎用范围：同功能性电刺激疗法（FES）。

（3）操作方法。

①在治疗前向患者解释治疗过程中可能出现的正常感觉，比如麻颤感、蚁行感等。

②打开治疗仪的电源，患者取舒适的体位，然后将电极固定于相应的部位上。

③选择适当的刺激参数（频率、脉宽、治疗时间等），调节电流强度。

④治疗结束后应先将输出强度调零，取下电极，然后再关闭电源。

（4）参考操作参数。

①频率、强度，见表2-1。

表 2-1 三种不同类型的 TENS 参数

方式	强度	频率	脉冲宽度	适应症
常规 TENS	舒适的麻颤感	70~100Hz	<0.2ms	急慢性疼痛；短期止痛效果好
针刺样 TENS	可耐受情况下，产生较强的肌肉收缩	1~4Hz	0.2~0.3ms	急慢性疼痛；深部痛；长期止痛效果好
短暂强刺激 TENS	肌肉强直或痉挛收缩，患者耐受的高限	100~150Hz	>0.3ms	用于小手术、致痛性操作过程中，加强镇痛效果

②波形：大部分的 TENS 治疗仪使用持续的、不对称的平衡双相方波，也有少数使用单相方波。

③电极片的大小和放置方式：TENS 治疗中电极的放置可选择并置、对置或交叉等。一般可依据以下原则选择：疼痛部位；扳机点或穴位：扳机点和穴位上的短暂、高强度 TENS 刺激可以长期抑制疼痛；周围神经；神经干或神经根：神经病变引起的疼痛，在相关的神经干或神经根给予 TENS 治疗效果更佳。

④治疗剂量：常规 TENS 的治疗时间为 30~60 分钟/天到持续 36~48 小时不等，针刺样 TENS 单次治疗时间不超过 45 分钟，短暂强刺激式 TENS 电流强度较大，一般 15 分钟/次。

（5）注意事项：同功能性电刺激疗法（FES）。

（三）吞咽肌电刺激疗法

吞咽肌电刺激疗法用于吞咽功能障碍的治疗及训练，其通过输出特定的低频脉冲电流对喉颈部神经肌肉进行电刺激，兴奋神经及吞咽肌群。吞咽治疗仪见图 2-7。

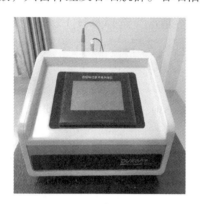

图 2-7 吞咽治疗仪

（1）治疗作用：缓解神经元麻痹；促进吞咽反射弧功能重建与恢复；提高吞咽及语言能力。

（2）禁忌症及慎用范围：禁忌症——有出血倾向的患者；严重心脏病、严重高血压及严重的心、肝、肺、肾衰竭的患者；使用植入式电子装置（例如心脏起搏器）的患者；生命体征不稳定者、发热患者；有电疗不良反应者；治疗时出现血压、心率、呼吸明显变化者（较基础值改变≥20%）；治疗部位开放性创口、感染者；恶液质、活动性肺结核及癌肿患者；严重的精神病患者、癫痫患者；严禁在颈动脉窦处放置电极进行治疗；严禁在主动运动禁忌处使用。慎用范围——使用鼻饲管而严重反流的患者。

（3）操作方法。

①患者取端坐位。

②将吞咽治疗仪电源插头插入220V的交流电源上，用0.9%氯化钠注射液将吞咽治疗仪上的电极涂层浸湿。

③连接：将正负电极分别正确放置在患者的第七颈椎（正极）和喉结周边（负极）。

④调节吞咽治疗仪（预刺激）：根据吞咽仪操作规程调节机器，一边调节，一边询问患者是否能接受调节的强度，对于不能配合的患者，观察患者是否有痛苦的表情，或有无吞咽动作。

⑤预刺激阶段一共7分钟。观察患者是否有吞咽的动作，是否有呛咳。根据患者的反应，随时调节强度大小。

⑥调节吞咽治疗仪。预刺激阶段结束时，机器会发出提示的声音，医护人员应继续调节治疗阶段的强度，及时与患者沟通，一共20分钟。

⑦操作后处理安置：病人撤去吞咽治疗仪，协助患者取舒适卧位，整理设备。

（4）参考操作参数：可对治疗波形的脉冲宽度、脉冲间隔、脉冲频率、治疗电流强度等参数进行调节，满足不同吞咽障碍程度的病人治疗需要。吞咽治疗仪有四种治疗模式（成人连续模式、儿童交替模式、手动训练模式、自动训练模式）可以选择。医护人员应根据不同患者的病情严重程度等情况，选择每日1次或上、下午各1次，每次20分钟，12天为一个疗程，疗程之间应间隔2天，一般情况下，治疗次数越多，疗效越明显、越巩固。

（5）注意事项。

①告知患者平时饮水的注意事项，以及吞咽治疗期间不要随意调节机器，避免牵拉硬拽导线及电极片。

②仪器保养。利用醛基的消毒剂对设备及其附件进行定期的清洁。在清洁之前，关闭设备，拔下所有的电源引线。

（四）温热疗法

温热疗法是以各种热源为介体，将热直接传至机体达到治疗作用的方法。温热疗法除了局部热刺激缓解痉挛外，还有神经系统的调节作用。一般认为，短时间的热刺激会使神经系统的兴奋性增高，长时间刺激则起抑制作用。

1. 石蜡疗法

利用加热熔解的石蜡作为导热体将热量传递到人体，以缓解和治疗疾病的方法称为石蜡疗法，简称蜡疗。石蜡机见图 2-8。

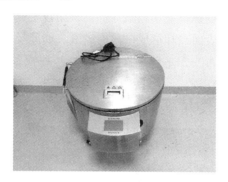

图 2-8　石蜡机

（1）治疗作用：温热作用（减轻组织水肿）；机械作用（减轻肿胀、增加皮肤弹性和柔韧性、防止皮肤松弛和皱纹形成）；化学作用（防止细菌繁殖，促进创面合）。

（2）禁忌症及慎用范围：局部有血管性疾病或功能不全；局部有出血或出血倾向；恶性肿瘤；浅感觉减退或缺失；炎症或创伤急性期；血栓性静脉炎；孕妇；感染和开放伤口；传染性皮肤病。另外，高热、1 岁以下婴儿、皮肤对石蜡过敏者也不能进行蜡疗。

（3）操作方法：治疗时需彻底暴露和清洁治疗部位，并保持治疗部位的干燥，减少对石蜡的污染。目前常用的治疗方法有：浸蜡法、刷蜡法和蜡饼法。

①浸蜡法：主要适用于手或足部的治疗。将加热后完全熔化的蜡液冷却至 55~60℃时，患者将手足浸入蜡液后立即提出，待蜡液在手足浸入部位冷却形成一层蜡膜，变得不透明时，再次浸入蜡液，如此反复直到体表的蜡层形成 0.5~1cm 厚的手套或袜套样后，再持续浸入蜡液中；也可以用塑料纸或蜡纸将手部或足部包好，外加毛巾或棉垫包裹固定。注意再次浸蜡时蜡的边缘不可超过第一层蜡膜边缘，以免烫伤。如果蜡液温度本身不高，只有 45℃左右，则在首次浸蜡形成蜡膜后，将手或足部再次浸入蜡液中，不再提起。浸蜡法每次治疗 30~40min，每日一到两次。治疗完毕后，患者将手或足从蜡液中提出，将蜡膜层剥下清洗后放回蜡槽。其优点是保温时间长且覆盖全面。浸蜡法见图 2-9。

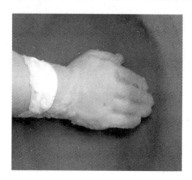

图 2-9　浸蜡法

②刷蜡法：主要适用于躯干凹凸不平部位或面部的治疗。将熔蜡槽内的蜡熔化并保持恒温在55~60℃，患者取舒适体位，暴露治疗部位，用排笔样毛刷蘸蜡后在病患部位迅速且均匀涂刷，使蜡液在皮肤表面冷却形成一薄层蜡液，如此反复直至蜡膜厚0.5~1cm时，外面再包一块蜡饼，用塑料布或棉垫包裹保温。刷蜡法每次治疗20~30min，每日或隔日治疗一次，10~20次为1个疗程。治疗完毕，将蜡块取下，蜡膜层剥下清洗后放回蜡槽。刷蜡法见图2-10。

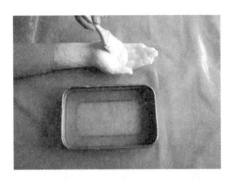

图2-10 刷蜡法

③蜡饼法：适用于躯干或肢体较平整部位的治疗。将加热后完全熔化的蜡液倒入搪瓷盘或不锈钢内，蜡液厚度为2~3cm，自然冷却后至石蜡初步凝结成块（表面45~50℃），蜡饼大小根据治疗部位而定，一般大腿和脊柱部位的蜡饼为50cm×30cm，腰、腹部的为40cm×20cm。患者取舒适体位，治疗时，用铲刀将蜡块取出，敷于治疗部位，外包塑料布或棉布保温。蜡饼法每次治疗20~30min，每日或隔日治疗一次，10~20次为1个疗程。蜡饼法见图2-11。

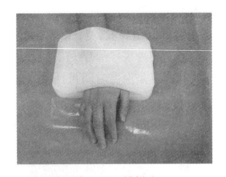

图2-11 蜡饼法

④蜡垫法：本法是石蜡的综合治疗法。将浸有熔解蜡的纱布垫冷却到皮肤能够耐受的温度时，放于治疗部位上，然后再用较小的纱布垫浸60~65℃高温的石蜡放在第一层纱布垫上，再放上油布棉垫保温。

（4）注意事项。

①治疗前清洁治疗部位，以免污染石蜡，如有长毛发可涂凡士林，必要时可剃去。根据不同治疗部位，取卧位或坐位，治疗前应向患者告知可能出现的反应。面部用蜡应单独加热，伤口用蜡使用后应丢弃。

②在瘢痕、感觉障碍、血液循环障碍部位治疗时蜡温宜稍低，骨突部位可垫小块胶布，以防烫伤。

③使用蜡饼法治疗时，不能将蜡饼置于身体下方，以避免蜡膜或蜡饼破裂而致蜡液流出，使蜡液直接接触皮肤发生烫伤。

④治疗过程中，如蜡膜破裂应及时将蜡膜取下，并用冷水冲洗浸泡部位，降温后重新进行治疗。

⑤在进行浸蜡法或刷蜡法治疗时，每次的浸蜡高度或刷蜡面积都不能超过首次水平，以防蜡液从蜡膜和皮肤间的间隙流入蜡套。

⑥治疗时如果出现不适，应立即停止治疗，治疗后若出现皮疹、瘙痒等过敏反应，应立即停止蜡疗，休息观察，并对症处理。

⑦不得直接加热熔解石蜡，以免石蜡变质。反复加热的石蜡应定时清洁消毒，加新蜡，以保证蜡质。

⑧定期检查电热蜡槽的恒温器、电线和加热器，以免老化过热发生火灾。

⑨要保证治疗室内空气流通，防止空气污染。

2. 湿热敷疗法

湿热敷疗法是用帆布包裹硅胶缝制成不同形状的热敷袋，放置在热水中浸泡后，用它散出的热量和水蒸气治疗疾病的方法。热敷袋和恒温水箱见图2-12、图2-13。

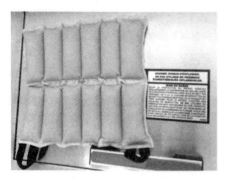
图2-12 热敷袋

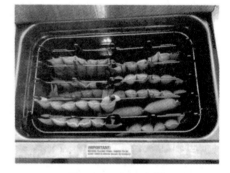
图2-13 恒温水箱

（1）治疗作用：改善血液循环；促进局部肿胀和炎症的消除；软化瘢痕，降低肌张力和缓解疼痛。

（2）禁忌症及慎用范围：同"石蜡疗法"。

（3）操作方法。

①取出浸泡过后的热敷袋，使用前须将其用毛巾套包好。根据患者的耐受度，在热敷袋和皮肤之间垫上干布或干毛巾，通常至少三层以防止烫伤，环境温度较低时可适当减少毛巾层数。

②将热敷袋放置于治疗部位并固定，使其充分贴合，并用毛巾或棉垫包裹保温。

③治疗过程中须密切观察患者的反应和治疗部位的皮肤情况，若患者感觉过烫或局部皮肤出现弥散性红斑，应立即停止治疗并及时处理。

④治疗结束，擦干治疗部位，检查该处皮肤颜色，确定有无烫伤，并将热敷袋放回恒温水箱中，以便再次使用。

⑤每日或隔日治疗1次，或每日2次，每次治疗时间为20~30min，15~20次为1个疗程。

（4）注意事项。

①加热前先检查恒温水箱装置是否正常，并注意保持水箱内水量充足。

②确认热敷袋是否完好无损，避免加热后热敷袋出现裂口，内容物漏出引起烫伤。

③治疗过程中要叮嘱患者不能睡着，不能随意移动身体，如感觉过热应及时告知康养师，以免烫伤。

④热敷袋应与治疗部位紧密贴合，但不能固定太紧。

⑤不能将热敷袋放置于患者身体下方，以免内容物漏出烫伤皮肤。

⑥康养师应每隔5~10min巡视患者，观察治疗部位的皮肤颜色，尤其是对于第一次治疗的患者。

3. 间歇性气压疗法

间歇性气压（IPC）疗法是压力疗法之一，压力疗法是将机械力施加于躯体或肢体外部以治疗疾病的方法。空气波压力治疗仪及其套筒见图2-14和图2-15。

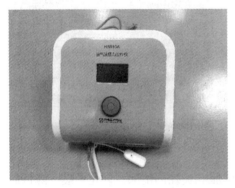 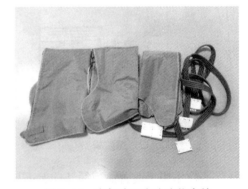

图2-14　空气波压力治疗仪　　　　　图2-15　空气波压力治疗仪套筒

（1）治疗作用：提高组织液的静水压，促进静脉血和淋巴液回流；增加纤溶系统活性，刺激内源性纤维蛋白溶解活性；促进血管内皮细胞释放一氧化氮，舒张血管。

（2）禁忌症及慎用范围：禁忌症——充血性心力衰竭或肺水肿；急性深静脉血栓、血栓性静脉炎；淋巴或静脉回流完全受阻；周围动脉疾病或溃疡；急性局部皮肤感染；严重的低蛋白血症；急性外伤或骨折；动脉血管重建术后；未控制的高血压。慎用范围——肿瘤；脑卒中或严重脑供血不足；表浅的周围神经。

（3）操作方法。

①将治疗仪放置妥当，接好电源，打开电源开关。

②检查治疗部位皮肤，去除饰物，衣物厚薄适当，有伤口的部位用纱布隔离后穿一次性无纺布套。患者取舒适坐位或仰卧位。

③测量并记录血压。

④选择合适的气囊套筒套于上肢和（或）下肢，拉好拉链。

⑤将导气管按顺序连接在气囊套筒的接口上。

⑥设定治疗压力和时间，开始治疗。末端压力可设定在 100～130mmHg，其他各节段压力由主机自动控制相应递减，或根据患者反应手动调节。治疗过程中也可根据患者耐受量适当增减压力。有认知或感觉障碍的患者适当减小压力。

⑦治疗中患者如有不适，应及时处理，并查明原因。

⑧治疗结束，关闭治疗仪输出开关，取下肢体套筒。

⑨检查肢体情况，再次测量并记录患者血压。

⑩关闭仪器电源，整理气囊套筒及导气管，注意导气管不要弯折。

操作示意图见图 2-16。

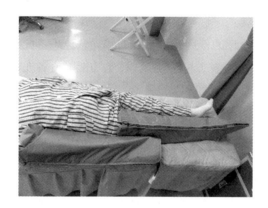

图 2-16　操作示意图

（4）参考操作参数。

①充气与排气时间：充气时间是指肢体套筒充到预先设定的最大充气压所用的时间，

排气时间是指肢体套筒完全排出气体所用的时间。对水肿、静脉血栓性溃疡的治疗，或对深静脉血栓的预防，一般充气时间80~100s，排气时间25~50s；对于截肢后残肢消肿，一般充气时间为40~60s，排气时间为10~15s。

②治疗时间：一般建议每日1次或2次，每次20~30min，特殊情况可适当调整治疗时间，但以小于60min为宜。10~14次为1个疗程。

③充气压：充气压是指充气时间内最大的压力。通常情况下，充气压力建议不要超过人体的舒张压，以免较高的压力影响动脉循环。一般压力控制在30~80mmHg，上肢30~60mmHg，下肢40~80mmHg，末端压力100~130mmHg。当压力低于30mmHg时，对局部组织的形态及循环基本没有影响。

IPC相应参数见表2-2。

表2-2　间歇性气压治疗参数

	充气/排气/s	充气压力/mmHg	治疗时间/min
肢体水肿、预防DVT	80~100/25~35（3∶1）	上肢30~60、下肢40~80	20~30
截肢残端消肿	40~60/10~15（4∶1）	上肢30~60、下肢40~80	20~30

IPC治疗的压力设置并无统一定论，且因为仪器、套筒体积、肢体围度、治疗体位的不同会有较大差异，治疗参数仅供参考，实际应用中应根据患者病情及治疗中的反应灵活把握。

（5）注意事项。

①治疗前检查设备是否完好。

②每次治疗前应检查治疗部位皮肤情况，如有未结痂的溃疡或压疮应加以隔离保护再进行治疗，有新鲜伤口则暂缓治疗。

③尽可能在患者清醒状态下进行治疗。

④治疗前向患者说明治疗的作用和治疗时的感觉，让患者配合治疗。

⑤治疗中注意询问患者的感觉，有认知、感觉功能障碍者尤其要注意。

⑥对年老、血管弹性差、长期卧床的患者，治疗压力应从较低的压力值开始，治疗几次后根据情况逐渐调整至所需压力。

⑦对于有缺血性症状如疼痛、麻木与针刺感的患者，穿脱肢体套筒时应避免对肢体造成损伤。

⑧治疗时体位会影响加压治疗的效果，特别是下肢，站立时会增加静脉内的静水压。为了达到治疗效果，外加压力必须大于静脉内的静水压。一项研究发现，仰卧位时加压治疗至少需要20~25mmHg，站立位时则需要将近70mmHg的压力。

⑨为了使加压治疗的不良反应降至最低，治疗期间应严密监测患者血压或水肿的变化，特别是第一次治疗或治疗参数有变动时。

二、运动疗法

运动疗法是指以徒手及应用器械，通过某些运动方式，恢复或改善患者功能障碍的方法。脑卒中的运动治疗，根据患者的不同时期、不同阶段，其方法有所不同。患者疾病早期卧床阶段，主要是保持抗痉挛体位、被动活动、体位转换等，以维持肢体关节活动度、预防并发症和合并症，为以后肢体功能恢复和康复治疗打基础。患者离床的条件是床边端坐位 30min 无不适感。离床后的运动治疗应循序渐进，按卧位—坐位—立位顺序，进行相关动作技术训练，并把这些动作转换成符合日常生活活动的实用性动作。其训练内容主要包括以下几方面：

1. 抗痉挛体位

患者卧位时采取抗痉挛体位的目的是预防或减轻以后易出现的痉挛模式，为肢体功能恢复和康复治疗创造条件。

（1）仰卧位（见图 2-17）：仰卧位时，枕头不要过高，避免颈部过屈。患侧肩胛骨下垫一薄垫，防止肩后缩。患侧上肢伸展稍外展，前臂旋后，拇指指向外方。患侧臀部垫起以防止后缩，患腿股外侧、膝下垫枕头使髋关节稍内旋、膝关节屈曲，踝关节略背屈。

（2）健侧卧位（见图 2-18）：健侧侧卧位时，头用枕头支撑，枕头不宜过高。躯干与床面垂直。患侧上肢置于枕头上，上肢放松前伸，肩屈曲 90°～130°，肘、腕关节伸展。患侧下肢和足在前，略屈曲放在枕头上，健侧下肢在后自然屈曲。

（3）患侧卧位（见图 2-19）：患侧侧卧位时，头部用枕头舒适地支撑，躯干稍后仰，后背用枕头支撑。患侧肩胛带充分前伸，避免肩部受压，肩屈曲，患肘伸展，前臂旋后，腕伸展，掌心向上，手指伸开。患髋伸展，膝轻度屈曲，踝背屈。健侧上肢置于体上，健侧下肢屈髋、屈膝置于枕头上。

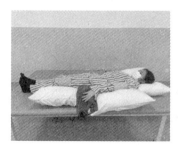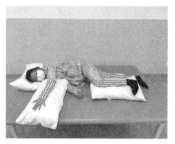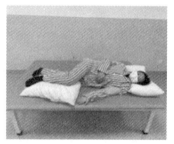

图 2-17　仰卧位　　　　图 2-18　健侧卧位　　　　图 2-19　患侧卧位

2. 翻身训练

患者双手手指交叉在一起，上肢伸展，先练习前方上举，并练习伸向侧方。在翻身时，交叉的双手伸向翻身侧，头和躯干翻转，至侧卧位，然后返回仰卧位，再向另一侧翻身。具体操作见本节作业治疗技术。

3. 关节活动范围训练

关节活动范围训练贯穿康复训练的始终。做关节活动范围训练前要测量主动的关节活动范围与被动的关节活动范围，以了解关节活动范围的障碍情况。在进行关节活动范围训练时，采用先进行被动活动关节训练的方法，随着治疗的进展，逐渐减少辅助的部分，增加主动活动的部分，最后达到可以主动完成关节的活动。活动关节时手法要轻柔、缓慢，在追求治疗效果的同时，还要避免关节损伤。关节活动范围训练，可以从近端大关节开始，逐渐发展至远端的关节。原则上，在关节的正常范围内，每个关节每天进行2~3次的活动。在肌张力不高的阶段，主要是以维持关节活动范围、促进肌肉运动为目的，有肌痉挛时，则采用缓慢牵张的方法来缓解肌肉痉挛，改善关节活动范围，促进肌肉运动恢复。部分训练方式见图2-20、图2-21、图2-22、图2-23。

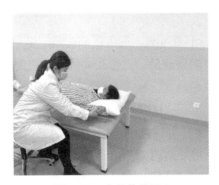
图2-20 肩关节前屈1

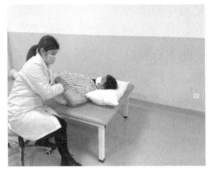
图2-21 肩关节前屈2

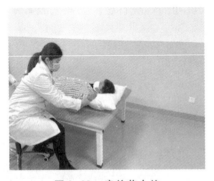
图2-22 肩关节内旋

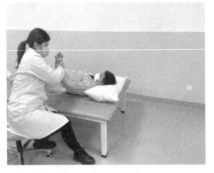
图2-23 肩关节外旋

4. 坐起、坐位训练

（1）坐起是指从卧位到坐位的转换。当患者能在床上完成翻身和进行关节活动范围及肌力训练后，就可以进行坐起训练了。具体操作方法见本节作业治疗技术。

（2）坐姿训练：患者双足平放在地板上，足尖向前，双足分开与肩同宽，髋、膝、踝关节均保持90°，挺胸抬头，双上肢放在体前，双手置于膝上，上肢也可放枕头上或利用扶手支撑，手指伸开（见图2-24）。

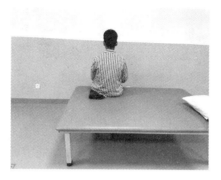

图2-24　坐姿训练

（3）坐位平衡训练：患者可以保持坐位后，要进行坐位平衡训练。坐位平衡训练的重点是训练坐位的重心转移，从简单动作开始，逐渐增加难度。先从治疗床坐位开始，当平衡能力提高后，再在座椅上、凳子上进行训练。

患者取坐位，双臂抱于胸前，康养师协助患者调整头和躯干至中间位。康养师分别向前后、左右推动躯干，令患者保持并恢复躯干的直立。训练时，康养师根据患者的能力状况，选择推动力的大小，保持身体的活动在安全范围内，注意保护。患者能力提高后，做以下训练：①患者坐位，双手放在大腿上，转头向后看，回到中立位，再从另一侧转头向后看。康养师注意观察患者双腿的位置不要移动，不要增大支撑面。②患者坐位，伸手去接触前、左、右、上、下等各个方向的物体，尽量屈髋，不要过度屈曲躯干。每做一次都要回到中立位，再进行下一个动作。康养师要注意患者头和双脚的位置及躯干的屈伸，必要时帮助患者负担患侧上肢的重量。③患者坐位，向侧下方和后下方碰触、拿取物体。具体训练动作见图2-25、图2-26、图2-27。

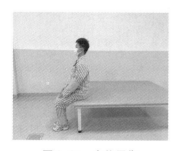
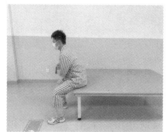
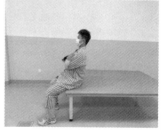

图2-25　坐位平衡　　　　　　图2-26　前后平衡训练

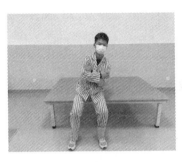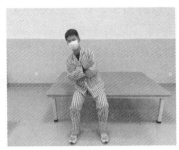

图 2-27　左右平衡训练

（4）躯干控制能力训练：主要是提高躯干肌肉控制能力和躯干平衡能力。躯干肌肉训练是先训练屈肌，然后是伸肌，最后是旋转肌，即完成躯干前屈、侧屈、旋转及复位动作。具体操作如下：首先让患者取坐位，调整好坐姿，防止偏移向健侧。治疗者面对患者坐着，辅助患者用健侧手臂托好患侧手臂，形成双臂合抱，康养师托持患者双肘，并借机引导患者前屈躯干，然后由患者主动恢复到正常坐位，反复进行。训练中康养师不能牵拉患者的肩，避免由于牵拉而损伤到肩部；进行向正前方的躯干屈曲训练后，再训练向左前方和右前方等不同的方向屈曲躯干，最后训练转动躯干；躯干转向右时让患者头转向左侧，躯干转向左时使患者头转向右侧，以达到诱发肩部活动的目的。进行躯干旋转训练时康养师可间断性对患者腰部肌肉施加压迫，以协助躯干旋转，避免患侧躯干的肌肉痉挛妨碍躯干的旋转。部分训练动作见图 2-28。

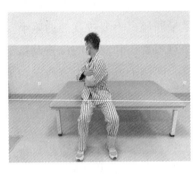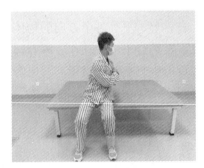

图 2-28　躯干控制训练

5. 体位转移训练

体位转移训练主要包括坐位到立位的转移、床椅之间的转移等，具体操作方法见本节作业治疗技术。

6. 站立位训练

（1）基础训练：为了保证站立位训练的完成，康养师首先要对患者进行相关基础性训练：①训练髋关节伸展以保证正确的躯干对线：患者仰卧，患腿放在床边，足向下踩以使髋关节小范围伸展。康养师要注意保护髋关节不过分外展或内收。②训练膝关节伸展,防止因无力导致膝关节屈曲而跌倒:用白布夹板固定膝关节,帮助患侧下肢负重,控制膝关节,防止跌倒。③训练股四头肌力量:坐位,膝关节伸展,移动髌骨,或保持膝关节伸展而不让足下落。站立位基础训练见图2-29。

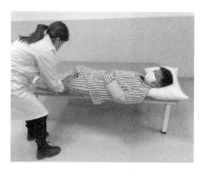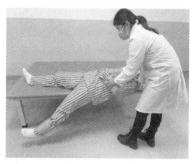

图 2-29　站立位基础训练

（2）站姿训练:双侧负重训练;两腿分开,与肩同宽,重心在两腿之间。保证患侧下肢的负重;必要时用白布和铝条制成的夹板帮助患者控制膝关节。

（3）站立平衡训练:训练重心移动时的姿势调整。站立位抬头向上看,转身向后看,向各个方向伸手够取物体。增加难度的方法是站立位,向各个方向跨步接球,从地上拣起不同大小、质量的物体。站立平衡训练见图2-30。

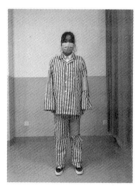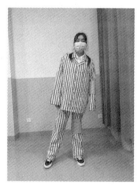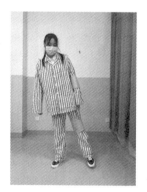

图 2-30　站立平衡训练

7. 行走训练

患者在步行训练前,需要充分进行坐位平衡、立位平衡、四肢功能、肌群间的交替运动等训练。当达到独立站位平衡、患腿负重达体重的一半以上,并可向前迈步时,患者才能进行步行训练。促进髋外展肌的活动,有助于改善臀中肌步态。患者可以在侧卧位下,训练髋关节外展,并配合叩打刺激;也可以在站立位下,加强患侧负重训练,改善髋关节外展肌作用。单脚站立是更为有效的训练（见图2-31）。

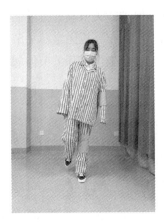

图 2-31　单脚站立

提高重心转移及膝关节控制能力对步行十分重要。方法是取立位，健腿在前，患腿在后，将重心在健腿与患腿之间移动。重心移向健腿时，患腿膝关节伸展。重心移向患腿时，患侧膝关节轻微屈曲。前后站位见图 2-32。

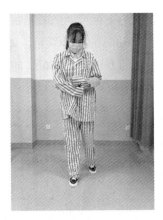

图 2-32　前后站位

足下垂是影响步行能力的另一个因素。患者可在患侧下肢负重的情况下，进行踝关节背屈训练。上、下肢的拮抗肌群间的交替运动水平训练，有助于提高步行质量。下肢伸肌协同运动模式占优势时，着重进行屈肌系列训练。患者可在坐位下训练屈膝肌群，屈膝肌群能力增强之后，再反复进行屈、伸膝训练；也可在立位扶助下，反复训练患侧下肢屈膝及伸膝的运动。如果下肢屈肌协同运动占优势，则要充分训练伸肌活动。

骨盆水平移位及旋转训练是不可忽略的问题。患者完成困难时，康养师可辅助完成。

训练行走时，康养师可适当扶持患者，以免跌倒。康养师发出口令如"左~右~左"来保证患者获得节奏感。步行能力提高后，增加步行的复杂性以提高实用性步行能力。后方辅助行走见图 2-33。

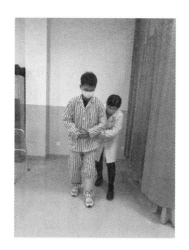

图 2-33 后方辅助行走

8. 上肢及手功能训练

（1）上肢功能训练：上肢功能训练从早期开始，可在不同体位进行。方法有：①患者仰卧位，肩关节前屈 90°，训练向上伸上臂。康养师在开始时可能需要帮助患者举起其上肢并帮助肩胛骨移动。待患者功能有一定进步后，其可随着康养师的指示训练小范围的肩关节活动，如屈、伸、内收、外展，还可训练用手触摸额头，越过头触摸枕头。②患者坐位，臂向前伸，放于桌面上，训练向前伸肩关节和上举上肢。患者先在小范围内活动，逐渐增加活动范围。康养师在必要时帮助患者保持肘关节伸展。③患者坐在治疗床上，肩关节外展，后伸，手平放在治疗床上，肘关节伸展，将体重移向患侧手。康养师帮助患者保持肘关节伸直。④训练伸腕动作时患者取坐位，前臂放于桌上，中立位，训练抬起物体、伸腕、放下、屈腕、再放下，也可以通过伸腕来接触手背侧的物体。⑤训练旋后动作时患者取坐位，前臂放于桌上，中立位；手握小鼓锤，通过前臂旋前来敲击桌面。当患者手不能抓握时，也可以令患者前臂旋前使掌指关节接触桌面。

训练拇指对掌动作的方法是康养师指导患者拇指外展，张开手去抓握杯子，注意令患者用拇指的指腹抓握，拇指向侧方移动去触碰物体，不要用屈腕来代偿。上肢功能训练见图 2-34。

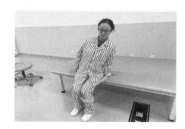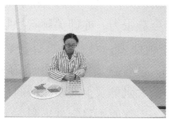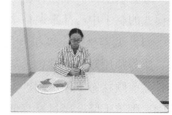

图 2-34 上肢功能训练

（2）手的训练。常用的方法有：①诱发抓握：康养师被动牵张患侧腕关节于伸展位，然后让患者握紧手指，通过牵张后屈肌的反应与屈肌随意运动的共同作用来引出手指的不完全屈曲。②训练伸腕：康养师支托住前屈的患肢，用另一只手轻叩腕伸肌。康养师托住外展90°的患肢，对患者掌或拳的近端施加阻力。轻拍腕伸肌时，让患者同时作紧握的动作。在患者伸腕握拳时将其肘引向伸展，松弛释放时将其肘引向屈曲等。③抓握的释放和手指的伸展：康养师用一只手的拇指将患者患手拇指拉出，用其余四指压住患手大鱼际肌，同时被动将前臂旋后；用另一只手轻拍患者手指伸侧以引起伸展反应，用手卷屈患者手指以牵张其伸肌，患者开始伸展。康养师一只手在保持拇指伸展状态下使患臂旋前，另一只手与患者患侧手指尖接触。然后康养师站起，将患者患肢托于屈肩90°以上，从患侧指间关节向指尖擦蹭，进一步牵拉患指伸肌来强化伸指。手功能训练见图2-35。

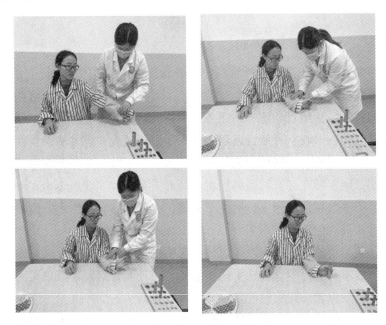

图2-35　手功能训练

9. 抗痉挛训练

患者取坐位。康养师在患者的后方用手扶持患者的胸骨下端，从可影响姿势张力和姿势模式的躯干中心部来调整全身姿势张力，亦即关键点控制。

（1）调整坐位姿势和坐位平衡能力：对上肢屈肌痉挛明显、下肢伸肌痉挛明显的患者，康养师用双手控制患者运动，使骨盆后倾、肩胛带前突，下垂的上肢屈肌张力降低；在骨盆前倾状态下使胸廓扩大，胸大肌群及上肢屈肌群的痉挛最小；骨盆侧倾时，可使负重侧肩胛带下降。经过反复训练，下部躯干稳定性增强，上部躯干的自由性增大，使胸大肌群与上肢屈肌群的痉挛减轻。根据痉挛的分布及程度，改变关键点控制至上肢、下肢、肩胛带及骨盆。

（2）提高下肢支撑能力的训练：在良好的坐位姿势下，诱导产生骨盆前倾运动、躯干的抗重力伸展运动、头部良好的翻正运动、髋关节的正常屈曲运动，促进将支撑面从坐骨移至双足底。患者适应双足支撑后，可减轻立位下下肢痉挛，有利于患者站起及行走。

（3）抑制上肢痉挛：患者坐位，将手放在床面上，腕指背伸，用健手扶住患肘，帮其伸直，负重。步行时，患侧上肢置于身体后。

（4）控制手痉挛：康养师一只手握住患者的手，将拇指外展，另一只手固定患者肘关节，将患肢前臂旋后，停留数秒。

三、作业治疗

脑卒中恢复的阶段不同，治疗的目标、方法有所不同，康养师根据患者的病情和治疗变化情况进行调整。急性期主要是预防忽视患侧肢体而引起的身体模式的固定化，预防并发症，促进随意运动的恢复，将正确的运动模式作为一种运动感觉向患者输入，提高患者的中枢觉醒水平。恢复期是掌握患者功能状态，分析患者作业活动的过程，选择恰当的作业活动，改善功能水平和动作的实用性。维持期是帮助患者维持功能状态、日常生活活动能力，适应社会生活，提高生活质量。其训练内容主要包括以下几方面：

（一）床上活动训练

床上活动训练，是以重新让患者恢复丧失的功能为目标，包括搭桥运动、翻身、坐起、移动等。训练前需要评估患者的现存功能，依照个人病情及功能状况不同，选择不同的训练内容和训练方法。

1. 搭桥运动

搭桥运动又称抬臀运动、桥式运动，根据患者骨盆及下肢控制能力的不同分为独立搭桥运动和他人协助搭桥运动。

（1）独立搭桥运动：适用于骨盆及下肢控制能力较好的患者。

①双腿搭桥。

患者仰卧于床上，双上肢伸展放于体侧或十指交叉放于胸前；用健脚勾起患腿使之成屈曲位，保持患足足底平放于床面；健腿屈曲，将健足足底平放于床面；双腿屈髋屈膝，腰背部发力，抬起腰背和臀部，使髋关节伸直，保持至少10秒后慢慢放下。双腿搭桥见图2-36。

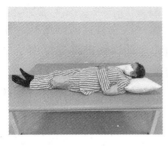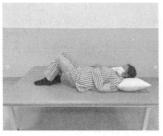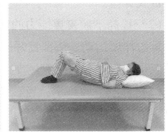

图 2-36 双腿搭桥

②单腿搭桥。

完成双腿搭桥；仅以双肩和患足为身体的支点，健足离开床面，健腿伸直抬高，与床面成 30°~45°角，维持患足单脚支撑；将健侧膝关节屈曲放在患腿上，保持至少 10 秒后慢慢放下。对患侧下肢无支撑力的患者也可交换健脚支撑，完成同样的动作。单腿搭桥见图 2-37。

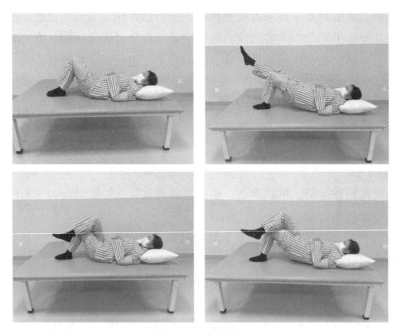

图 2-37 单腿搭桥

（2）他人协助搭桥运动：适用于骨盆及下肢控制能力不足，需借助外力帮忙的患者。

患者仰卧于床上，双上肢伸展置于体侧支撑；康养师一手扶持患者双膝，使其两膝屈起并拢、双足足底平放于床面，一手扶持患者患侧臀部，根据情况给予帮助，或协助控制患侧下肢，或协助骨盆上抬；嘱患者抬起臀部离开床面，使髋关节充分伸展，膝关节屈曲，形成桥形，保持至少 10 秒后慢慢放下。他人协助搭桥见图 2-38。

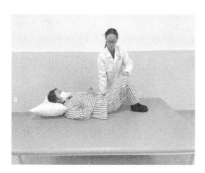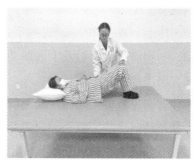

图 2-38 他人协助搭桥

2. 翻身

翻身是指改变卧床时身体与床之间的接触面，是一种功能性的姿势转换。脑卒中患者学习向患侧翻身比向健侧翻身容易，因此患者可以先向患侧翻身，再向健侧翻身；从需人协助练至能独立翻身。

（1）独立翻身法：适用于体力较好、痉挛不太严重的患者。

①向健侧翻身。

患者仰卧于床上，健腿插在患腿下方并使双髋、双膝屈曲；健手与患侧手 Bobath 式握手上举，并向前伸直上肢；双上肢同时向左右侧摆动，利用腰腹肌力量及上肢摆动的惯性，让上肢和躯干一起翻向健侧；调整好肢体位置。独立向健侧翻身见图 2-39。

注：不能伸肘的患者可将患肢屈曲置于胸前，用健手托住肘部；再将健腿插入患腿下方，身体向健侧转动的同时，用健腿带动患腿，翻向健侧。

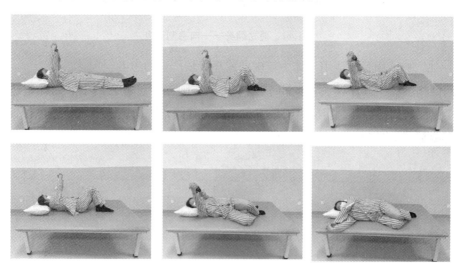

图 2-39 独立翻身——向健侧翻身

②向患侧翻身。

患者仰卧于床上，双手 Bobath 式握手，向上伸展上肢，健侧下肢屈膝；双上肢同时向左右侧摆动，利用腰腹肌力量及上肢摆动的惯性，让上肢和躯干一起翻向患侧；调整好肢体位置。独立向患侧翻身见图 2-40。

注：不能伸肘的患者可先把患侧的上肢和手放于腹部，屈曲健侧下肢使足底平放于床面；然后把头和颈转向患侧，健手伸向患侧放于床上或者抓住床边护栏；最后将躯干和腰转向患侧，把骨盆和健腿也转向患侧。使用这种方法时应注意避免压迫患肢。

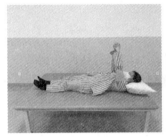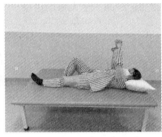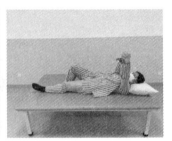

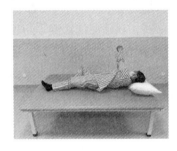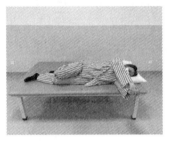

图 2-40　独立翻身——向患侧翻身

（2）他人协助翻身：适用于体力较虚弱或痉挛较严重的患者。

①向健侧翻身：患者双手 Bobath 式握手；康养师先将患者患侧下肢屈曲，然后双手分别置于患侧肩部与臀部，用适当力量将患者翻向健侧；协助患者摆放好肢体位置。他人协助向健侧翻身见图 2-41。

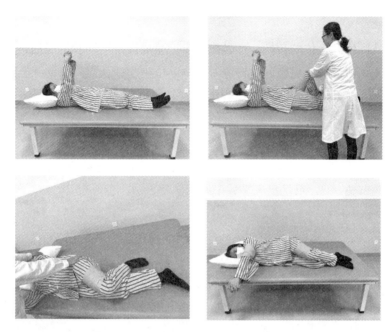

图 2-41　他人协助翻身——向健侧翻身

②向患侧翻身：康养师一手放在患膝上辅助患腿外旋，另一手辅助患侧上肢处于前伸位（肩部向前伸，伸肘、伸腕）；嘱患者抬起健腿并伸向患侧；康养师用左手掌顶住患肢手掌，右手拉住患者健手，躯干翻向患侧。他人协助向患侧翻身见图 2-42。

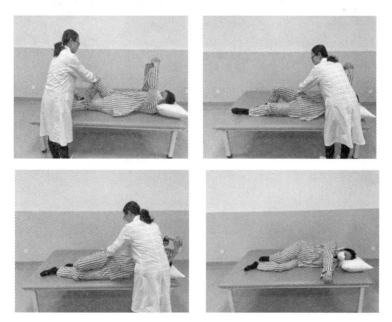

图 2-42　他人协助翻身——向患侧翻身

3. 坐起

坐起是指从卧位到坐位的转换。患者能在床上完成搭桥运动和翻身后，就可以进行坐起训练。患者先练习健侧卧位坐起，再练习患侧卧位坐起；从需人协助练至能独立坐起。

（1）独立坐起：适用于健侧上肢支撑能力较好的患者。

①健侧坐起（见图2-43）。

先将患侧上肢放在胸前或将患手放入裤袋；将健侧腿伸置于患腿下方，利用健侧下肢带动患侧下肢移至床边；利用健侧肘支撑起躯干，再换健手支撑躯干，逐渐调整至坐位；调整姿势，膝关节成90°，双足足底平放于地面。

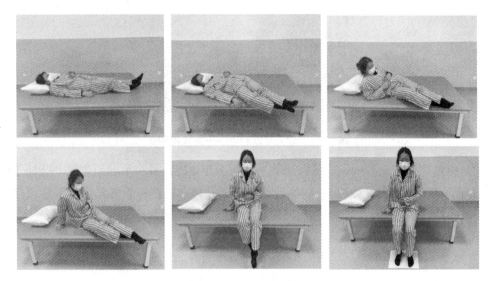

图2-43　健侧坐起

②患侧坐起（见图2-44）。

利用健侧下肢带动患侧下肢移至床边；健手在患侧躯干前直接支撑起躯干，逐渐将身体调整至坐位；调整姿势，膝关节成90°，双足足底平放于地面。

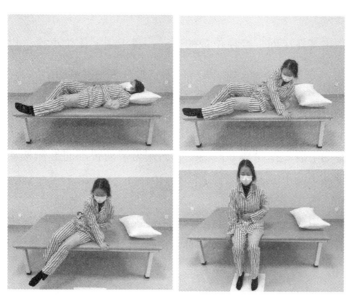

图 2-44 患侧坐起

（2）他人协助坐起法（见图 2-45）。

将患侧上肢放在胸前或将患手放入裤袋；康养师身体前倾，双手插入患者腋下或肩胛下，患者健手抱住康养师的颈部；嘱患者主动用力抬起上身，同时康养师利用身体上升之力帮助患者抬起上身；康养师一手移患者双腿到床沿下，调整至坐位；调整姿势，膝关节成 90°，双足足底平放于地面。

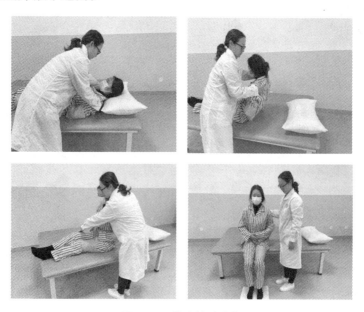

图 2-45 他人协助坐起

4. 床上移动

床上移动是指患者在床面上变换位置的过程，属于床上体位更换，也可以在地垫或者地面上进行训练。

（1）独立移动法。

①向侧方移动。

患者坐于床上，患侧上肢放在胸前或将患手放入裤袋；健侧上肢轻微外展后，上半身向健侧倾斜，使健侧上肢支撑身体并向健侧方向用力带动臀部向健侧移动；健侧下肢插入患侧膝关节下，带动患侧下肢向健侧移动。

②向前方移动（见图2-46）。

患者坐于床上，患侧上肢放在胸前或将患手放入裤袋；用健侧上肢支撑身体，健侧下肢插入患侧膝关节的下方；健侧髋关节屈曲、外展，膝关节屈曲，健侧上肢外展、内收，使臀部向前方滑行。

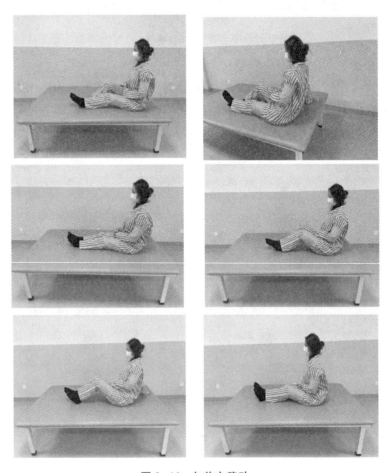

图2-46　向前方移动

③向后方移动。

患者坐于床上，患侧上肢放在胸前或将患手放入裤袋；用健侧上肢支撑身体，健侧下肢插入患侧膝关节的下方；健侧髋关节屈曲外展，用足部蹬床面，健侧上肢外展、内收，使臀部向后方滑行。

（2）他人协助移动法。

①向侧方移动（见图2-47）。

患者仰卧，双腿屈曲，双脚平放在床上；康养师一手将患膝下压，并向侧方牵拉，另一手扶住患者臀部，嘱患者抬臀，并向一侧移动；嘱患者移动肩部使身体成直线。

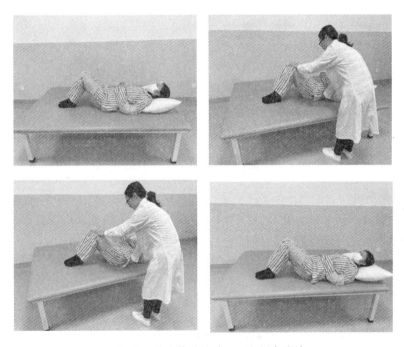

图 2-47　他人协助移动——向侧方移动

②向前后方移动（见图2-48）。

患者取坐位，双手 Bobath 式握手前伸；嘱患者把重心转移到一侧臀部，再到对侧臀部；康养师站在患者患侧，双手分别置于患者臀部大转子部位，帮助患者转移重心；嘱患者一侧负重，对侧向前或向后移动。

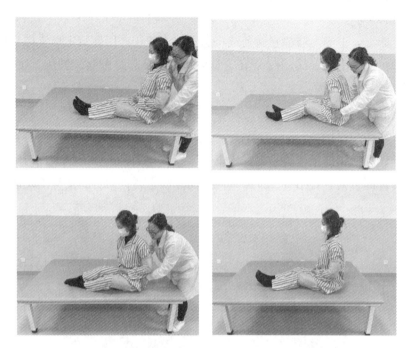

图 2-48　他人协助移动——向前后方移动

（二）转移训练

转移是指身体从一个地方转移到另一个地方的过程，是患者获得或者保持日常活动独立性的一个基本活动，包括独立转移和他人协助转移。

1. 坐位与立位之间的转移

（1）独立转移。

①由坐位到立位的转移（见图 2-49）。

患者坐于床边，双足分开与肩同宽，双足足底着地，两足跟落后于两膝，患足稍后，以利负重及防止健侧代偿；患者 Bobath 式握手，双臂前伸；躯干前倾使重心前移，患侧下肢充分负重；臀部离开床面后挺胸直立；调整姿势，双膝前移，双腿同等负重。

②由立位到坐位的转移。

患者体位背靠床站立，双下肢平均负重，Bobath 式握手，双臂前伸；患者躯干前倾，同时保持脊柱伸直，两膝前移，屈膝、屈髋；慢慢向后、向下移动臀部和髋部，坐于床上。

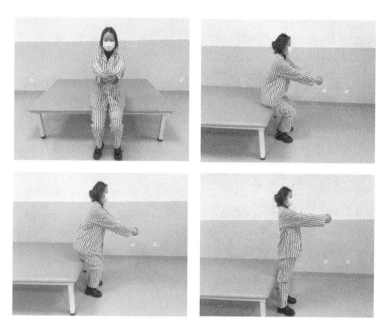

图 2-49　由坐位到立位的转移

（2）他人协助转移。

①由坐位到立位的转移（见图 2-50）。

患者坐于床边或椅子上，躯干尽量挺直，两脚平放地上，足尖与膝盖成一直线，患足稍偏后；患者 Bobath 式握手伸肘，康养师站在患者患侧，面向患者，嘱患者躯干充分前倾，髋关节尽量屈曲；康养师嘱患者将重心向前移到足前掌部，并将一手放在患者患膝上，其重心转移时帮助把患膝向前拉，另一手放在对侧臀部帮助抬起身体；患者伸髋伸膝，抬臀离开床面后挺胸直立；嘱患者调整姿势，双膝前移，双腿同等负重。

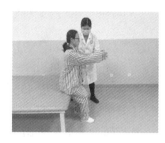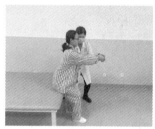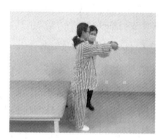

图 2-50　他人协助转移——由坐位到立位的转移

②由立位到坐位的转移。

从立位到坐位的转移方法与上述顺序相反。

2. 床与轮椅之间的转移

（1）独立转移。

①由床到轮椅的转移（见图 2-51）。

患者坐在床边，双足平放于地面上；将轮椅放在患者的健侧，与床成 45°夹角，关闭轮椅手闸，移开近床侧脚踏板；患者健手支撑于轮椅远侧扶手，位于健足稍后；患者向前倾斜躯干，健手用力支撑，抬起臀部，以双足为支点旋转身体直至背靠轮椅；确信双腿后侧贴近轮椅后正对轮椅坐下。

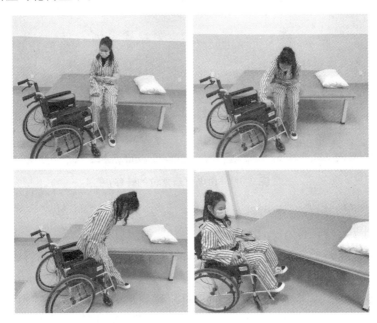

图 2-51　由床到轮椅的转移

②由轮椅到床的转移。

从由轮椅到床的转移与上述顺序相反。

（2）他人协助下转移。

①由床到轮椅的转移。

患者坐在床边，双足平放于地面上；康养师将轮椅放在患者的健侧，与床成 45°夹角，关闭轮椅手闸，移开近床侧脚踏板；康养师面向患者站立，双膝微屈，腰背挺直，脚放在患足两边用自己的膝部在前面抵住患膝，防止患膝倒向外侧；康养师一手从患者腋下穿过置于患者患侧肩胛上，并将患侧前臂放在自己的肩上，抓住肩胛骨的内缘，另一上肢托住患者健侧上肢，使其躯干向前倾；将患者的重心前移至其脚上直至患者的臀部离开床面；嘱患者转身坐于轮椅上。

②由轮椅到床的转移。

由轮椅到床的转移与上述相反。

3. 轮椅与坐厕之间的转移

（1）独立转移。

①由轮椅到坐厕的转移。

患者驱动轮椅正面接近坐厕，关闭轮椅手闸，移开脚踏板；患者双手支撑于轮椅扶手站起；患者先将健手移到对侧坐厕旁的对角线上的扶栏上，然后健腿向前迈一步健侧上下肢同时支撑，向后转身，背向坐厕；患者先将患手置于轮椅另一边扶手上，然后再移到坐厕旁的另一侧扶栏上；患者脱下裤子，确信腿的后侧贴近坐厕，然后坐下。

②由坐厕到轮椅的转移。

由坐厕到轮椅的转移与上述相反。

（2）他人协助下转移。

①由轮椅到坐厕的转移。

患者坐于轮椅中，正面接近坐厕，关闭轮椅手闸，移开脚踏板；康养师站在患者患侧，面向患者，一侧下肢置于患者前面，另一侧下肢置于轮椅旁；康养师用同侧手穿拇握法握住患手，另一手托住患侧肘部；患者健手支撑于轮椅扶手，同时患手拉住康养师的手站起；患者将健手移到坐厕旁的扶栏上；康养师和患者同时移动双足向后转身，直到患者双腿的后侧贴近坐厕；患者脱下裤子，康养师协助患者臀部向后、向下移动坐于坐厕上。

②由坐厕到轮椅的转移。

由坐厕到轮椅的转移与上述相反。

（三）维持和改善关节活动度

（1）Bobath 式握手（见图2-52）。

患侧两手十指交叉相握，拇指在上；上举或前伸上肢时，肩部充分前伸，患侧肘关节充分伸展、前臂略旋前。

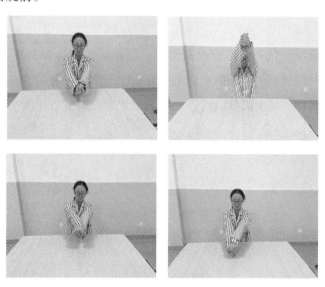

图 2-52　Bobath 式握手

（2）磨砂板活动（见图2-53）。

患者治疗台前取坐位，根据上肢功能水平调节治疗台的角度；康养师嘱患者用健侧手掌按压在患侧手背上，保持患侧手指的伸展，并进行肩关节屈伸、肘关节屈伸的动作。

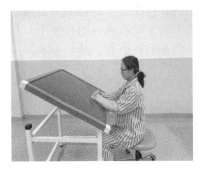 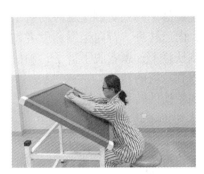

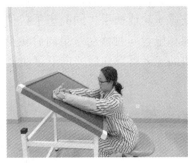 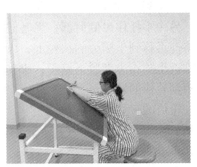

图 2-53　磨砂板活动

（3）滚筒训练（见图2-54）。

患者在治疗台前取坐位，台面上放置滚筒；患者双手 Bobath 握手，双侧腕关节置于滚筒之上；嘱患者利用健侧上肢辅助患侧上肢完成以下动作：肩关节屈曲—肘关节伸展—前臂旋后—腕关节背伸，将滚筒推向前方；肩关节伸展—肘关节屈曲—前臂旋前—腕关节背伸，将滚筒退回原位。

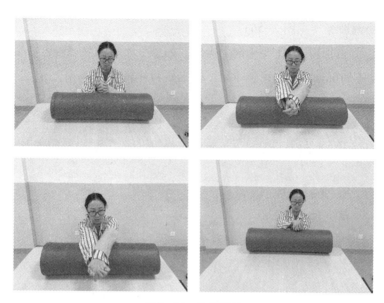

图 2-54　滚筒训练

（四）上肢和手的功能训练

（1）运动控制能力训练——上肢操球训练（见图 2-55）。

患者取坐位，康养师立于患侧；康养师嘱患者健手放于膝关节上方，将患手置于球上，利用肘关节的屈曲、伸展，尽最大可能将球滚向前方；康养师双手扶持患者肩关节，矫正姿势。

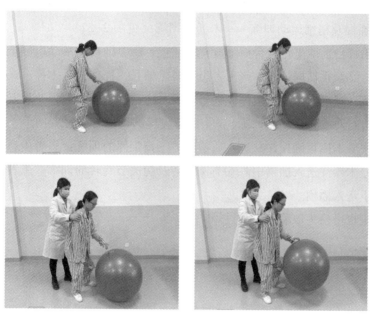

图 2-55　球操

（2）双手协调训练（见图 2-56）。

患手起固定等辅助作用，主要用健手操作。如患手辅助下双手搬运物品；患手固定木插板，健手移动木插棍；患手固定弹珠盘，健手移动弹珠等。

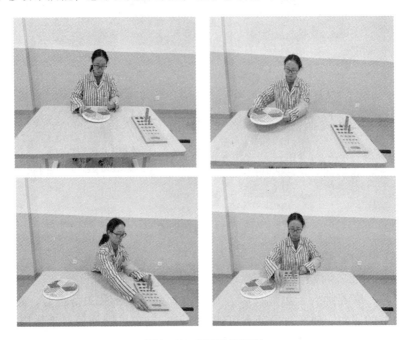

图 2-56　双手协调训练

（3）手指抓握及精细运动训练——木插板训练（见图 2-57）。

①患者在治疗台前取坐位，台面上放置木插棍；康养师被动活动患侧上肢，进行训练前的放松练习。②双手抓握训练：嘱患者患手自然伸开，抓住大号木棒，送入插槽。③手转移物品的训练：嘱患者患手自然抓住大号木棒，送进另一插槽中（若患肢不能进行，可用健手带动，进行双手转移物品训练）。④手指腹捏的训练：嘱患者用患手拇指的指腹和食指的指腹将中号木棒正确捏住并送入插槽中。⑤指尖捏的训练：患者用患手拇指尖和食指指尖捏起小号木棒并送入插槽中。⑥前臂旋转及腕关节旋转的训练：患者拳心向上拔起木棒，拳心向下送入插槽。

注：木插棍也可换为玻璃珠、黄豆等。

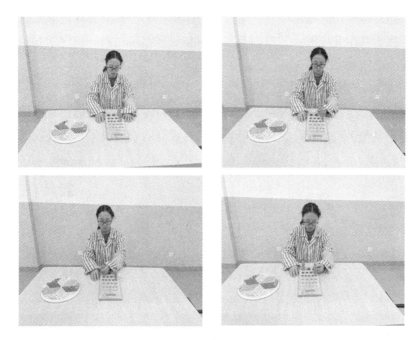

图 2-57 木插板训练

（五）感知觉障碍的恢复训练

（1）患侧上肢负重：患者坐在治疗床上，患侧上肢伸直，掌面放在体侧稍后的床面上，手指向外后方展开，可促进患侧肩胛骨上提、肘伸直、腕背伸展和手指伸展。

（2）手的抓握训练：将木块、木棒或棋子等分别缠绕丝绸、棉布、海绵等不同的材料，指导患者拿放木钉，以提高其感知觉能力。

（3）辨别物体的练习：用各种质地的物品擦刷患者的皮肤；寻找埋藏在细沙、米粒、豆子内的积木块和各种玩具等物品；遮住患者视线，要求其通过触觉判断物体的大小、轻重、软硬、形状等。

（4）预防和纠正患侧忽略。

①从患侧接近患者，增加患者认知自身患侧的机会。②始终将患侧上肢置于患者自己的视野内，而且尽量保持与健侧相同的肢位。③避免过度使用健侧手，宜多做健手带动患手及上肢的自助性活动。

（六）自我照顾训练

1. 穿脱衣服

（1）穿开襟衣。

①患者将上衣里面朝外，衣领向上置于其膝上；②用健手帮助露出里面的袖口，把患手穿进相应的袖口；③将上衣沿患侧上肢拉上并拉到健侧肩和颈部，用健手把衣领从患侧

拉到健侧时，患者也可用牙咬住衣领的另一端；④把健侧手和上肢穿进衣袖，患者用健手抓住上衣的后襟将其拉开展平；⑤整理上衣使纽扣对准相应扣眼，稳定纽扣边缘，用健侧拇指撑开扣眼套上纽扣。

（2）脱开襟衣（见图2-58）。

①解开纽扣；②先将患侧上衣脱到患肩下，然后将健侧脱到健肩下；③将健侧上肢和手脱出衣袖，当健侧手脱出后，患者方可容易地将患侧的衣袖脱下，完成脱衣。

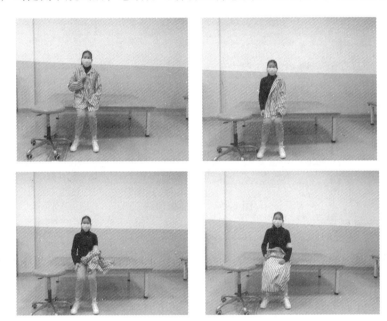

图2-58　脱衣训练

（3）穿套头衫。

①先解开套头衫的纽扣，将套头衫的背面向上、衣领向下放于膝上，用健手将套头衫的后襟拉到一起，直到里面的袖口露出；②拉起患侧上肢并将其穿入相应的袖口，拉上衣袖直到它穿到患肘以上；③将健侧上肢穿入相应袖口，穿到肘部以上；④将衣服后身部分收起并抓住，头从领口钻出；⑤拉拉衣襟整理好套头衫，并系上纽扣。

（4）脱套头衫。

①将衣服后身部分向上拉起；②先退出头部；③用健手先将患侧上肢脱出衣袖，然后再摆动健侧上肢将衣袖也脱出。

2. 穿脱裤子

（1）穿裤子。

①坐在稳定的轮椅上，把裤子放在身旁健手容易拿到的地方，让患者通过抓住其患侧

小腿使其交叉放置于健侧大腿上；②将患侧裤腿穿到患腿脚踝，如果可能，拉到膝上防止其滑下；③将交叉的患腿再次放到地板上，把健腿裤子穿上；④让患者通过坐卧转移，躺到床上，并尽可能将患侧裤子以拉上到臀部附近；⑤通过桥式运动或转身将臀部离开床面，把健侧裤子拉过臀部直到腰。

（2）脱裤子（见图2-59）。

①通过倾斜身体或将躯干从一侧向另一侧旋转，使臀部离开座位，并快速将裤子脱到臀部以下；②将健侧裤子从腿上脱下；③用健足蹬下患侧裤子。

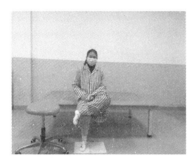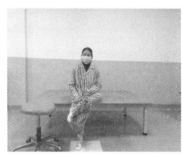
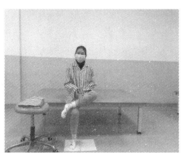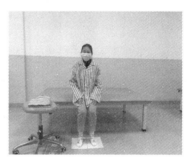

图2-59　脱裤训练

3. 穿脱鞋子

穿鞋：①把患脚的鞋子从地上拿起，鞋面向下放在床上或身体旁边的椅子上；②将健腿放在身体的正中线，将患腿提起交叉放于健腿上；③拉开鞋面部分（有时拿住鞋跟才可以这样做），将患脚穿进鞋里；④用健侧手指钩上鞋跟，用健手系上鞋带或粘上魔术贴。脱鞋：①放下交叉的患腿解开鞋带（或拉开魔术贴）；②弯腰用健手帮助将患腿交叉于健腿上脱掉患脚上的鞋子或用健足蹬掉患足鞋跟，再用健手脱下鞋子。

4. 修饰

（1）梳头（见图2-60）。

靠近梳妆台安全坐下；照着放在面前的镜子，拿起放在台上的梳子；先梳前面的头发；再梳后面的头发。

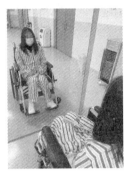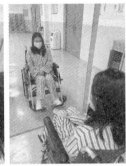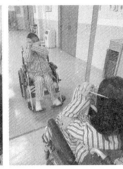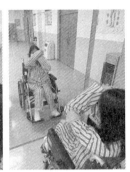

图 2-60　梳头

（2）洗脸（见图 2-61）。

靠近盥洗间或卫生间里的脸盆；将一个小毛巾放进脸盆，打开水龙头；冲洗毛巾；用一只手紧握小毛巾将其拧干或用一只手将其缠在水龙头上拧至足够干；平拿在手掌上擦脸；重复以上步骤几次，直到认为脸已洗净。

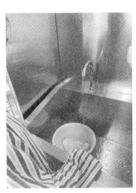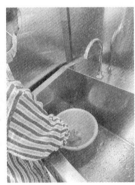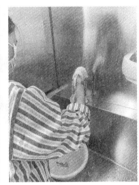

图 2-61　洗脸

（3）刷牙漱口（见图 2-62）。

靠近盥洗间或卫生间里的脸盆；打开水龙头将牙杯装满水后关上水龙头；将牙杯放在脸盆里或脸盆旁；将牙刷放在湿毛巾上或防滑垫上稳定；用健手打开牙膏的按钮；将牙膏挤到牙刷上；放下牙膏并用健手拿起牙刷；刷牙；放下牙刷并拿起漱口杯漱口；重复相应步骤直到活动完成。

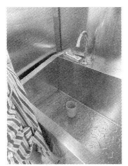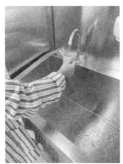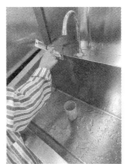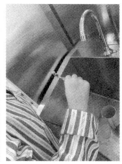

图 2-62　刷牙

（4）进食（见图 2-63）。

坐在桌边，注意食物及餐具；健手拿起餐具；把餐具放入有食物的碗或碟中，夹住食物，将食物运送到口部，张开嘴巴，将食物送入口中；合上嘴，进行咀嚼，放下餐具。

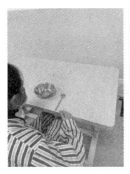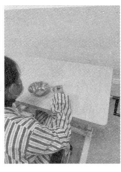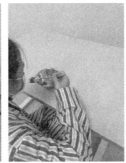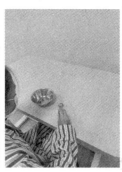

图 2-63　进食

四、传统疗法

（一）推拿疗法

推拿治疗以舒筋通络、行气活血为治疗原则，病程长者须辅以补益气血、扶正固本。其重点选取手、足阳明经脉及腧穴。推拿对于抑制痉挛、缓解疼痛、防止关节挛缩、促进随意运动恢复都有良好的作用。

康养师应根据患者在偏瘫的不同阶段，采用不同的推拿手法。患者在偏瘫弛缓期，康养师应多采用兴奋性手法提高患肢肌张力，促使随意运动恢复。康养师可对肢体进行推、揉、捏、拿、搓、点、拍等手法。患者在痉挛期，康养师应多采用抑制性手法控制，一般用较缓和的手法，如揉、摩、捏、拿、擦手法，治疗时间延长，以使痉挛肌群松弛。

1. 头面部

患者取仰卧位，康养师坐于患侧。拇指推印堂至神庭，用一指禅推法自印堂依次至阳白、睛明、四白、迎香、下关、颊车、地仓、人中等穴，往返推1~2次，力度以患者微感酸胀为度。推百会穴1min，并从百会穴横向推到耳廓上方发际，往返数次，范围要广，强度渐大，以患者微感酸胀痛为度。用掌根揉偏瘫一侧的面部，并重点揉风池穴。以扫散法施于头部（重点在少阳经），擦面部。口眼喉斜者，先自患侧地仓抹至颊车、下关，然后按揉地仓、颊车、下关、牵正、迎香等穴。

2. 上肢部

患者取仰卧位，康养师位于患侧，先施擦法在患侧肩关节周围，再从肩到腕依次操作上肢的后侧、外侧与前侧，往返2~3次，同时配合肩、肘、腕关节诸方向被动活动；用拿法从患侧肩部拿至腕部，往返3~4次，重点是肩关节和肘关节，拿三角肌时嘱患者尽力做肩外展动作，拿肱三头肌时患者尽力伸肘；按揉肩髃、臂臑、尺泽、曲池、手三里、合谷，力度可逐渐加大，每穴操作1~2min；轻摇肩关节、肘关节及腕关节，配合做指间关节、腕关节和肘关节的伸展以及肩关节的外展；自肩部至腕部2~3次；拔伸患侧指间关节，捻患侧各手指。

3. 腰背部及下肢后侧

患者俯卧位，康养师位于患侧。先推督脉与膀胱经（用八字推法）至骶尾部，自上而下2~3次；按揉天宗、肝俞、胆俞、膈俞、肾俞；再用擦法沿脊柱两侧向下至臀部、大腿后部、小腿后部，操作2~3次，约5min；按揉患侧八髎、环跳、承扶、委中、承山，逐渐加大力度，每穴操作1~2min，在按揉环跳穴时让患者尽力做下肢的内旋、内收屈曲动作；轻拍腰骶部及背部。

4. 下肢前、外侧

患者健侧卧位，康养师位于患侧。用擦法从患侧臀部沿大腿外侧经膝部至小腿外侧，重点治疗部位是髋关节和膝关节，约5min。在患侧下肢，用擦法自髂前上棘向下沿大腿前面至踝关节及足背部2~3次，约5min，同时配合髋、膝、踝关节的被动运动；按揉患侧髀关、伏兔、风市、膝眼、阳陵泉、足三里、解溪等穴，每穴操作1min；拿患侧下肢5次，重点治疗部位是大腿内侧中部及膝关节周围；轻摇髋关节、膝关节和踝关节，同时配合髋关节的外展和踝关节的背屈；搓下肢，捻五趾。

（二）传统运动疗法

脑卒中先兆或症状较轻者，可选择练习八段锦、易筋经、五禽戏等功法，通过躯体活动促进气血的运行，调畅气机，舒缓病后抑郁情绪。运动量可以根据各人具体情况而定，一般每次练习20~30min，每日1~2次，30天为一个疗程。

（三）中医养生

1. 精神养生

如果情志波动过于持久，过于剧烈，超越了常度，将引起机体多种功能紊乱而导致疾病，故可清静养神。少私寡欲，节制对私欲和对名利的奢望，可减轻不必要的思想负担，使人变得心地坦然、心情舒畅；养成良好的性格，看问题、处理问题目光远大，心胸开阔，宽以待人，大度处事，科学、合理地安排自己的工作、学习和业余生活，丰富生活内容，陶冶性情；遇事戒怒。

2. 起居养生

人们的起卧休息只有与自然界阴阳消长的变化规律相适应，才有益于健康。人们应在白昼阳气隆盛之时从事日常活动，而到夜晚阳气衰微的时候，安卧休息，也就是古人所说的"日出而作，日入而息"，这样可以起到保持阴阳运动平衡协调的作用。正确处理劳逸之间的关系，劳逸结合，互相协调。

3. 季节养生

春夏养阳，秋冬养阴。春夏两季，天气由寒转暖，由暖转暑，是人体阳气生长之时，故应以调养阳气为主；秋冬两季，气候逐渐变凉，是人体阳气收敛、阴精潜藏于内之时，故应以保养阴精为主。

思考题

1. 老年脑卒中患者的康复治疗方法有哪些？
2. 老年脑卒中患者的主要功能障碍有哪些？

本章参考文献

［1］张丽，卞立，陈煜，等. 脑卒中后认知功能障碍的康复评估与治疗进展［J］. 中国康复，2020（12）.

［2］杨珊莉，蔡素芳，吴静怡，等. 中西医结合康复临床实践指南·认知障碍［J］. 康复学报，2020（5）.

［3］熊健，郑国华. 脑卒中患者执行功能的研究进展［J］. 中国康复理论与实践，2020（7）.

第三章　老年帕金森病的康复

知识目标

掌握老年帕金森病的日常康复方法；
熟悉老年帕金森病的康复评定方法及注意事项；
了解老年帕金森病的临床表现及功能障碍。

技能目标

具备对帕金森患者进行日常康复的能力。

帕金森病（PD）又名震颤麻痹，是一种中老年人常见的神经系统变性疾病，临床上以患者静止性震颤、运动迟缓、肌强直和姿势平衡障碍为主要特征。帕金森病属于中枢神经系统常见的慢性病，也是老年人最常见的锥体外系疾病。我国65岁以上人群患病率为1 700/10万，随年龄增高，男性患者稍多于女性患者。

第一节　老年帕金森病的临床表现及功能障碍

帕金森病起病隐匿，进展缓慢，以静止性震颤、肌强直、运动迟缓、姿势障碍为主要症状，常始于一侧上肢，后累及同侧下肢，再波及对侧上、下肢。

一、静止性震颤

静止性震颤常为帕金森病的首发症状，典型震颤是"搓丸样"动作，震颤频率4~6Hz，多始于一侧上肢远端，静止时出现或明显，随意运动时减轻或停止，精神紧张时加剧，入睡后消失。部分患者可合并姿势性震颤，少数患者尤其是高龄老人可不出现明震颤。

二、肌强直

帕金森病的肌强直特点是伸肌和屈肌的张力同时增高。患者被动活动关节时呈现各方向均匀一致阻力增高，类似弯曲软铅管的感觉，故称为"铅管样强直"。如患者合并有震颤，可呈"齿轮样强直"。颈部、躯干、四肢强直可出现头部前倾、躯干俯屈、肘关节屈曲、腕关节伸直、前臂内收、髋和膝关节略弯曲的特殊姿势。

三、运动迟缓

患者可表现多种动作的缓慢，随意动作减少，尤以开始动作时为甚，手指精细动作差，扣纽扣、穿衣等困难，严重影响患者的日常生活自理能力。其常累及表情肌出现面无表情、眨眼少、双眼凝视的情形，呈"面具脸"；累及口、咽、腭肌，出现声音低沉，说话缓慢，并可能出现书写字体越写越小的情形，即"小写症"。

四、姿势障碍

姿势障碍早期表现为走路时患侧上肢摆臂幅度减小，下肢拖曳。随着病情进展，患者起立困难，步伐变慢、变小，启动和转弯步行障碍更明显；迈步时以极小的步伐前冲，越走越快，难以立即停止及拐弯，呈"慌张步态"。有时行走中全身僵硬，不能动弹，称"冻结"现象。

五、其他症状

除上述运动症状外，帕金森病还有非运动症状，如感觉方面有麻木、疼痛、痉挛等；精神方面有抑郁、幻觉、认知障碍、淡漠等；自主神经症状有多汗、皮脂腺分泌多、便秘、体位性低血压、排尿障碍等。

第二节　老年帕金森病的评定及操作的注意事项

一、躯体功能评定

（一）肌力评定

研究者临床上通常采用徒手肌力检查法（MMT）评定肌力。此法的优点是简便易行，无需特殊器械，可用于0~5级即各种肌力状态的检查，缺点是定量分级较粗略，难以排除测试者主观评定的误差。

（二）肌张力评定

研究者临床上常采用改良的Ashwoth量表法，也是国际通用的方法。

（三）关节活动范围评定

关节活动范围（ROM）检查分为主动活动范围检查及被动活动范围检查。进行关节活动范围检查时应两侧进行对比，一般先检查主动活动范围，后检查被动活动范围。

（四）平衡和协调功能评定

平衡功能的评定方法有目测法和仪器测定法。前者简单、实用，后者评定准确。常用的评定量表是 Berg 平衡量表评定法。协调功能评定包括上肢协调试验和下肢协调试验。

（五）步行能力评定

步行能力评定是指通过步态分析评定步行能力。步态分析是利用力学的概念和已掌握的人体解剖学、生理学知识对人体的行走功能状态进行对比分析的一种生物力学研究方法，分临床步态分析和仪器步态分析。前者不用专门的步态分析仪器，靠肉眼和临床上常用的工具如秒表、卷尺等进行分析。后者利用计算机、测力器、摄像机、肌电图检波器、气体代谢分析仪等进行分析，分析指标有时间-距离参数、运动学参数、动力学参数、肌肉的电活动、能量代谢参数等。帕金森病患者的步态短而急促，有阵发性加速，不能随意立停或转向，又称为前冲步态或慌张步态。

二、言语功能评定

（一）主观听觉评定

主观听觉评定包括噪音障碍指数和听感知评估量表评定，从主观方面对帕金森病患者言语特点进行评定，评分越高，噪音质量越差。统一帕金森病综合评价量表（UPDRS～Ⅲ）运动部分的言语表达评分项也是较常用的评定方法。

（二）客观检测指标评定

客观检测指标评定包括声学、空气动力学、生理学三方面。在声学参数中，使用最广泛的是声强，即单位时间内通过垂直于声波传播方向的单位面积的能量，帕金森病患者发声的声强较正常人低。在空气动力学参数中，声门下压是声音产生和维持的一个重要因素，最长声音反映深吸气后最大发声能力，声门效率反映喉将声门下能量转化成声能的能力。生理学评定多利用动态喉镜、电声门图、喉肌电图等手段评估喉功能，描述帕金森病患者发声时的呼吸生理特点。

三、日常生活活动能力评定

日常生活活动能力评定常用 Barthel 指数（BI）和功能独立性评定（FIM）。Barthel 指数评定法评定内容共 10 项，有进食、转移、用厕、洗澡、穿衣、控制大小便、平地行走、上下楼梯等。每项根据是否需要帮助或帮助程度分为 0 分、5 分、10 分、15 分四个等级，总分 100 分。

FIM 评定内容共 18 项，其中躯体功能 13 项、语言功能 2 项、社会功能 1 项、认知功能 2 项，采取 7 分制评分。FIM 评分最低为 18 分，最高为 126 分，根据评分情况，可作下面的分级：126 分为完全独立；108~125 分为基本独立；90~107 分为极轻微依赖或有条件的独立；72~89 分为轻度依赖；54~71 分为中度依赖；36~53 分为重度依赖；19~35 分为极重度依赖；18 分为完全依赖。前两级可列为独立；最后 3 级可列为完全依赖；中间 3 级可列为有条件的依赖。

四、综合评定

（一）韦氏帕金森病评定量表

该量表对手动作、强直、姿势、行走时上肢摆动、步态、震颤、面容、坐位起立、言语、生活自理能力 10 个项目，采用 4 级 3 分制进行评分，0 为正常，1 为轻度，2 为中度，3 重度。总分为各项累计加分，1~10 分为轻度，11~20 分为中度，21~30 分为重度（见表 3-1）。

表 3-1　韦氏帕金森病评定量表

临床表现	生活能力	评分
1. 手动作	不受影响 精细动作减慢、取物、扣纽扣、书写不灵活 动作中度减慢、单侧或双侧各运作中度障碍、书写明显受影响，有"小字症" 动作严重减慢、不能书写、扣纽扣、取物显著困难	0 1 2 3
2. 强直	未出现 颈、肩部有强直、激发症阳性，单侧或双侧腿有静止性强直 颈、肩部中度强直，不服药时有静止性强直 颈、肩部严重强直，服药仍有静止性强直	0 1 2 3
3. 姿势	正常，头部前屈，<10cm 脊柱开始出现强直，头屈达 12cm 臀部开始屈曲，头前屈达 15cm，双侧手上抬，但低于腰部 头前屈>15cm，单侧、双侧手上抬高于腰部，手显著屈曲,指关节伸直、膝开始屈曲	0 1 2 3
4. 上肢协调	双侧摆动自如 一侧摆动幅度减少 一侧不能摆动 双侧不能摆动	0 1 2 3
5. 步态	跨步正常 步幅 44~75cm，转弯慢，分几步才能完成，一侧足跟开始重踏 步幅 15~30cm，两侧足跟开始重踏 步幅<7.5cm，出现顿挫步，靠足尖走路转弯慢	0 1 2 3
6. 震颤	未见 震颤幅度 <2.5cm，见于静止时头部、肢体，行走或指鼻时有震颤 震颤幅度 <10cm，明显不固定，手仍能保持一定控制力 震颤幅度 >10cm，经常存在，醒时即有，不能进食和书写	0 1 2 3

表3-1（续）

临床表现	生活能力	评分
7. 面容	表情丰富，无瞪眼 表情有些刻板，口常闭，开始有焦虑、抑郁 表情中度刻板，情绪动作时现，激动阈值显著增高，流涎，口唇有时分开，张开>0.6cm 面具脸，口唇张开 >0.6cm，有严重流涎	0 1 2 3
8. 言语	清晰、易懂、响亮 轻度嘶哑、音调平、音量可、能听懂 中度嘶哑、单调、音量小、乏力、口吃不易听懂 重度嘶哑、音量小、口吃严重、很难听懂	0 1 2 3
9. 生活自理能力	能完全自理 能独立自理，但穿衣速度明显减慢 能部分自理，需部分帮助 完全依赖照顾，不能自己穿衣进食、洗刷，起立行走，只能卧床或坐轮椅	0 1 2 3

（二）Yahr 分期评定法

Yahr 分期评定法是帕金森病程度分级评定法，是对功能障碍水平和能力障碍水平的综合评定（见表 3-2）。

表 3-2　Yahr 分期评定法

分期	日常生活活动能力	分级	临床表现
一期	不需要帮助	Ⅰ级	仅一侧障碍，障碍不明显，相当于韦氏量表总评 0 分
		Ⅱ级	两侧肢体或躯干障碍，但无平衡障碍，相当于韦氏量表总评 1~9 分
二期	需要部分帮助	Ⅲ级	出现姿势反射的早期症状，身体功能稍受限，仍能从事某种程度的工作，日常生活轻中度障碍，相当于韦氏量表总评 10~19 分
		Ⅳ级	病情全面发展，功能障碍严重，虽能勉强站立、行走，但日常生活活动有严重障碍，相当于韦氏量表总评 20~28 分
三期	需全面帮助	Ⅴ级	障碍严重，不能穿衣、进食、站立、行走，无人帮助则卧床或轮椅上生活，相当于韦氏量表总评 29~30 分

第三节　老年帕金森病的日常康复技术

一、物理治疗

（一）物理因子治疗

老年帕金森患者的物理因子治疗主要用于缓解肌肉强直，在疗法上多采用热疗。

1. 红外线治疗

红外线治疗指应用红外线治疗疾病的方法，其仪器见图3-1。

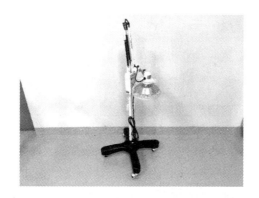

图3-1　红外线治疗仪

（1）治疗作用：促进血液循环；促进组织再生；缓解肌肉痉挛；消炎作用；镇痛作用；增强免疫功能；表面干燥作用；软化瘢痕、松解粘连。

（2）禁忌症和慎用范围：禁忌症——恶性肿瘤；有出血倾向；高热；急性损伤及急性感染性炎症；闭塞性脉管炎及重度动脉硬化；水肿增殖的瘢痕；过敏性皮炎；活动性肺结核；肿瘤所致的体质消耗；系统性红斑狼疮。慎用范围——血液循环不良部位；认知功能、局部感觉功能障碍患者；孕妇腹部及腰骶部；肢体动脉栓塞性疾病。

（3）操作方法。

以局部治疗为主（见图3-2）：

①治疗前，检查灯泡、辐射板是否有碎裂，灯头安装是否牢固，支架是否稳妥。接通电源，碳棒红外线灯、TDP灯需预热5~10min。

②根据患者照射部位不同，取舒适坐位或卧位，充分暴露照射部位，去除饰品。将灯置于照射部位上方或将灯倾斜一定角度从侧方投射，灯头中心必须垂直于照射部位，一般照射灯距为30~50cm。

③照射剂量通过灯距调整，根据皮肤温度、患者的感觉来调节，照射时患者应感到有舒适的温热感，不能感觉烧灼感或疼痛。照射后皮肤可出现界限不清、分布不均的网状红斑，通常情况下，皮肤温度不得超过45℃，以免烫伤。根据病情不同，治疗时间一般15~30分钟/次，1~2次/天，15~20天为1个疗程。

④照射结束后，关闭电源，移开灯头。目前大多数灯都有定时器，可以在治疗时间停止时自动关闭红外线灯。观察照射皮肤，若有汗水及时擦拭，患者应休息10~15min后离开。

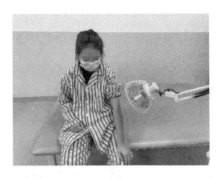

图 3-2 操作示意图

（4）注意事项。

①对于神志昏迷者或局部有感觉障碍、血液循环障碍、瘢痕者一般不予照射，必须治疗时应减少治疗剂量，避免烫伤发生。

②头、面、肩、胸部治疗时患者应戴护目镜，或以布巾、纸巾或浸水棉巾覆盖眼部，避免红外线直射眼部。红外线会对眼睛造成永久损伤，例如角膜烫伤、视网膜损伤和晶状体损伤，这可能是最严重的红外线辐射伤害。

③治疗部位有伤口时应先予清洁再照射。

④治疗前应告知患者治疗时的正常感觉，治疗过程中，患者不得任意挪动体位，不得自行移动照射仪器，密切观察患者照射部位皮肤，同时询问患者是否有不适，如发生过热、头晕等情况应及时告知康养师，适当调整治疗距离，或停止治疗。

⑤夏季进行大面积治疗时，治疗后要注意休息、及时饮水。

⑥多次照射后，照射部位皮肤可出现红斑，红斑的界限不明显，分布也不均匀，呈网状，大剂量多次照射后会留有皮肤色素沉着，这与热加强了血管壁基底细胞层黑色素细胞的黑色素形成有关。

⑦辐射量过大时，会出现褐色大理石样的色素沉着或者水疱，需及时处理和停止照射。

2. 石蜡疗法

操作参照第二章第三节物理因子治疗部分。

（二）运动疗法

1. 松弛训练

松弛训练是缓解帕金森病肌紧张的重要手段。人们通常采用的是前庭刺激的方法。缓慢地来回摇动和有节奏的运动可使全身肌肉松弛。垫子上坐位进行缓慢、有节奏的转动运动，摇动或转动椅子等，都可以达到肌肉放松、改善肌强直、提高运动能力的效果。本体感觉神经肌肉促进法（PNF）也是放松训练技术之一。患者要从被动运动到主动运动，从小范围到全范围，进行有节奏的运动。这种运动不仅对帕金森病患者的肌强直有松弛作用，也能克服因少动带来的不良效应。

最容易进行放松训练的体位是卧位。例如患者取仰卧位，双上肢交叉抱在胸前，双髋、膝关节屈曲，头、肩部与双下肢做反向运动，即头、肩部向右缓慢旋转，双下肢向左旋转，反之亦然。在上述体位基础上，双肩关节外展45°，屈肘90°，双上肢做内、外旋转反向运动。这样反复进行训练，可达到放松上下肢及躯干肌肉的作用。

2. 关节活动范围训练

关节活动范围训练应与其他训练配合进行。重点是扩大伸展肌肉活动范围，牵拉缩短的屈肌，以增加关节活动范围。患者通过进行关节活动范围训练，可以维持正常的肌张力，以牵张运动的方式缓解肌肉痉挛，也可以有效地防止软组织粘连，防止关节挛缩，同时还有促进肌肉运动的作用。关节活动范围训练涉及全身各个关节，包括头颈部、躯干、四肢关节。

3. 平衡功能训练

针对帕金森病患者的特点可做促进平衡反应训练，即训练患者受到外界刺激而致重心位置改变时，恢复原有稳定状态的能力。训练平衡反应的原则是在监护下，先将患者被动向各个方向移动到失衡或接近失衡的点上，然后让患者自行返回原位或平衡的位置上。训练可在肘支撑俯卧位、膝手位、跪位和站立位上进行，按患者能力确定。训练应循序渐进，逐渐增加难度。康养师在患者训练时要注意从前面、后面、侧面或在对角线的方向上推或拉患者，让其达到或接近失衡点，以有效促进其反应能力。要密切监控以防意外，但不能把患者扶得过于稳定，否则患者很难作出相应的反应。一定要让患者有安全感，否则患者会因过于害怕及紧张而诱发全身肌肉痉挛。

站立位平衡训练方法是双足分开25～30cm站立，向左右移动重心，并保持平衡。转体练习躯干和骨盆左右旋转，并使上肢随之进行大的摆动，对改善平衡姿势、缓解过高的肌张力有良好作用。

4. 姿势训练

姿势训练（见图 3-3）主要目的是纠正异常姿势，达到理想姿势。理想姿势是由后面观，人体左右重量对称，不需要特殊的力量维持左右平衡；由侧面观，身体各环节的重心均在一条直线上，且身体重力线通过各关节轴。姿势训练要让患者肌肉不紧张，保持身体正常的脊柱弯曲度，保持肌肉的可动性和柔韧性，增强体力和耐力。

帕金森病患者因肌肉僵直和少动等症状的出现，将来躯干和四肢的屈曲挛缩会越来越强，接下来会对步行产生较大影响。俯卧位的保持可以通过自身的体重对躯干和屈髋肌群进行牵张，起到姿势矫正的作用。立位时可利用姿势镜，让患者通过视觉进行自我矫正。因胸大肌的萎缩和胸廓的扩展受限，患者可利用墙壁、肋木、体操棒等进行胸廓的牵张运动，以提高胸廓运动能力，矫正异常姿势。

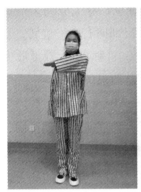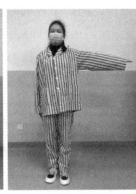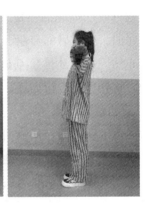

图 3-3　姿势训练

5. 步行训练

步行训练主要是提高步幅、步速、重心转移、启动、停止、转身、躯干运动与上肢摆动相互交替、高跨步等能力训练。患者行走时，可在地板上做行走及转移线路标记，按指定线路行走，以提高行走控制能力。高跨步行走也是较重要的训练内容，患者可在前面放置 5~7.5cm 高的障碍物，跨越行走，避免小碎步。步行过程中，患者应尽量挺胸、抬头，按口令进行有节奏的行走，行走中注意放松。手杖可帮助患者限制前冲步态及维持平衡。小碎步患者要穿防滑鞋，前冲步态患者避免穿有跟或坡跟的鞋，可穿平底鞋减缓前冲。

6. 运动体操

（1）面肌体操（见图 3-4）：①皱眉运动；②用力睁闭眼；③交替鼓腮、凹腮；④反复露齿和吹哨动作；⑤舌尖分别向左、向右顶腮；⑥伸舌运动。

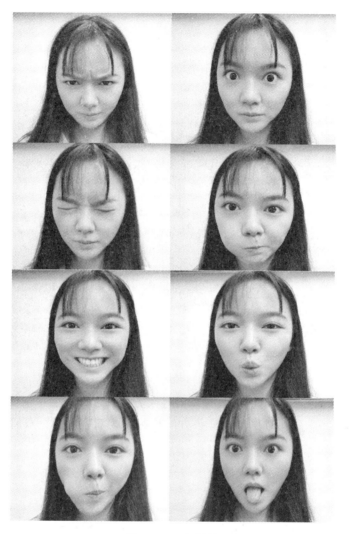

图 3-4 面部训练

（2）头颈部体操（见图 3-5）：①头向左、右侧斜各 4 次；②头向左、右转动各 4 次；③头前屈、后伸各 4 次，在前屈、后伸末停留 3~4 秒。

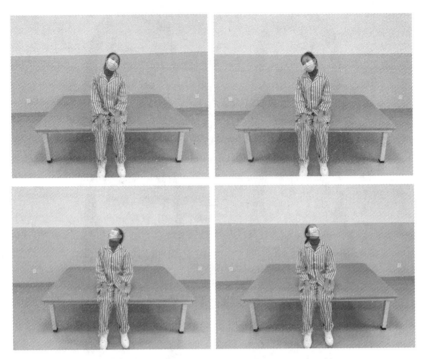

图 3-5　头颈部训练

（3）肩部体操（见图 3-6）：①肩尽量向耳朵方向耸起，然后尽量使两肩下垂，双肩交替进行各 4 次；②双肩同时尽量向耳朵方向耸起；③双肩向后，双肩胛骨尽量靠拢各 4 次。

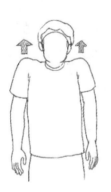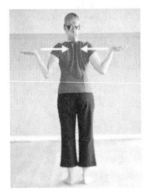

图 3-6　肩部训练

（4）躯干体操（见图 3-7）：①仰卧位，两膝关节分别屈向胸部持续数秒钟，然后双膝关节同时做这个动作；②仰卧位，双手抱住双膝，慢慢地将头伸向两膝关节；③仰卧位，将双手置于头下，保持一腿伸直，而另一腿交叉弯曲向身体的对侧，保持数秒钟后对侧下肢完成同样动作；④俯卧位，腹部伸展，腹部与骨盆紧贴床面，用手臂上撑维持 10

秒；⑤俯卧位，两臂和双腿同时高举离地维持 10 秒，然后放松；⑥站立位，双脚分开，双膝微曲，左上肢高举过头并缓缓向右侧弯曲保持数秒钟，然后右上肢完成同样动作；⑦站立位，手臂前伸，轻轻地向对侧交叉。

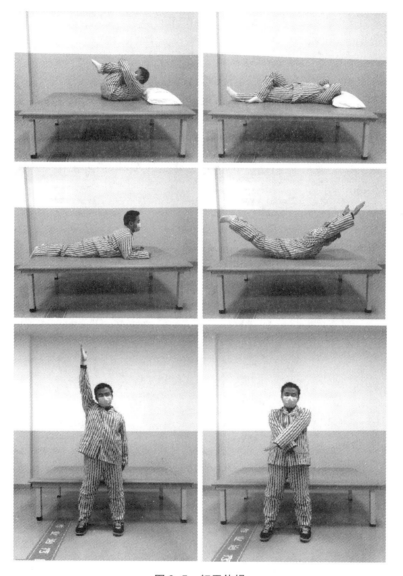

图 3-7 躯干体操

（5）上肢体操（见图 3-8）：①双手指交叉，掌心向外，双上肢垂直举过头，掌心向上，来回 4 次；②双上肢左右交替屈伸，掌心向内，一侧上肢屈肘，另一侧上肢伸肘，交替进行各 8 次；③双上肢外侧平举至头顶，双掌相对，拍掌 4 次；④双手交替拍打对侧肩部 4 次；⑤双手交叉握拳，举手，左右伸腕。

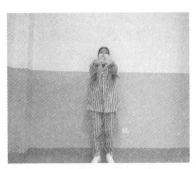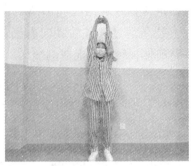

图 3-8 上肢训练

（6）手指体操：①将两手以手心放在桌面上，尽量使手指接触桌面，在桌面上手指分开和合并；②双手反复做对指动作；③双手反复做握拳和伸指动作。手指体操共 20 节，如图 3-9 至图 3-30 所示。

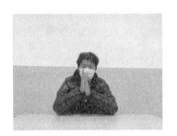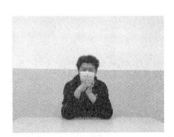

图 3-9 热身（搓手左，转腕右）

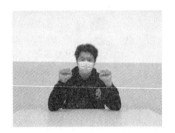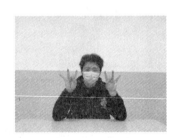

图 3-10 热身（握拳左，对指右）

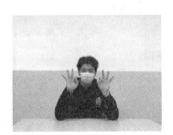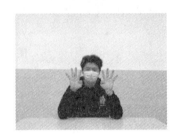

图 3-11 第一节 数数

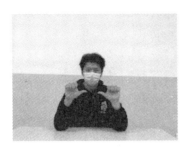
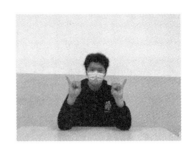

图 3-12 第二节 对称伸出拇指小指

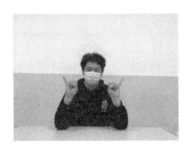
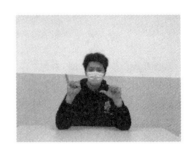

图 3-13 第三节 不对称伸出拇指小指

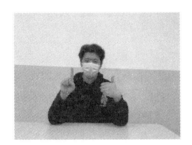
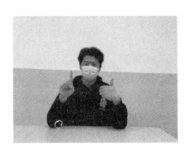

图 3-14 第四节 同时伸出拇指小指

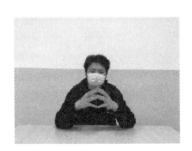
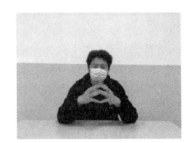

图 3-15 第五节 对指旋转

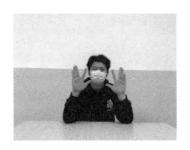
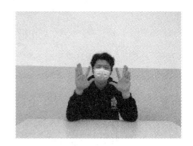

图 3-16　第六节 分指

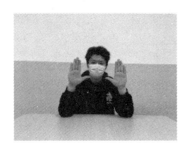
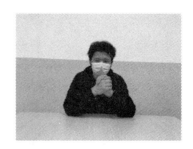

图 3-17　第七节 合掌紧握

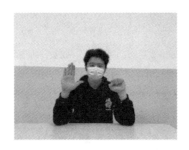
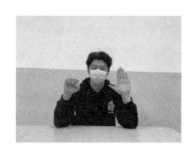

图 3-18　第八节 拳掌交替

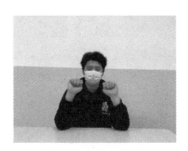
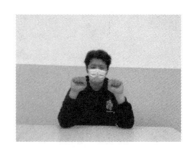

图 3-19　第九节 握拳（拇指在内，拇指在外）

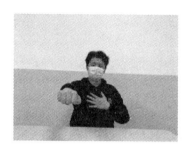
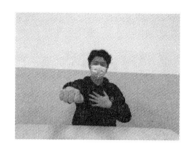

图 3-20　第十节 拳掌推送

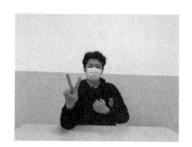
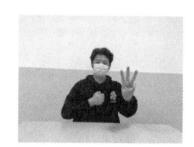

图 3-21　第十一节 推掌数数

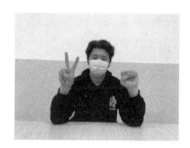
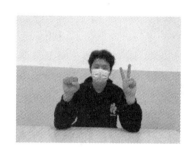

图 3-22　第十二节 拳剪交替

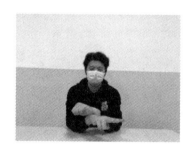
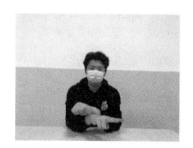

图 3-23　第十三节 拳剪上下交替

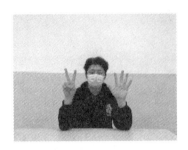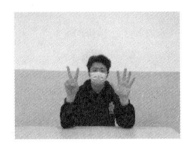

图 3-24　第十四节 二五交替

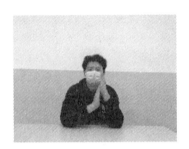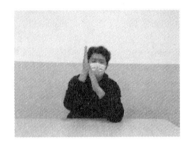

图 3-25　第十五节 节节高

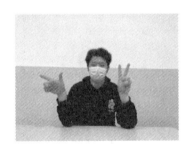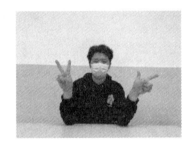

图 3-26　第十六节 二八交替

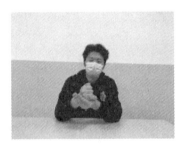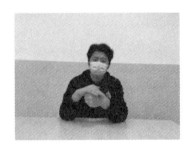

图 3-27　第十七节 拳掌上下交替

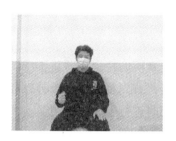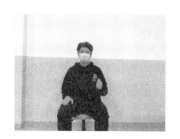

图 3-28　第十八节 捶腿搓腿同步动作

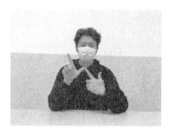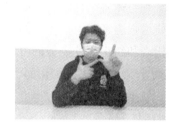

图 3-29　第十九节 八字节节高

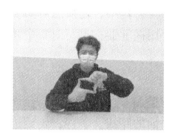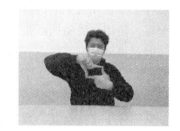

图 3-30　第二十节 八字旋转

（7）下肢体操（见图 3-31）：①仰卧位，双膝屈曲，抬臀，放下，反复 10 次；②双下肢屈膝，下蹲，双手按膝站起 8 次；③站立位，左下肢向左跨一步，收回，之后右下肢做同样动作 8 次；④站立位，双下肢交替向前踢腿；⑤左下肢向前跨出一步，屈膝，右下肢后伸，足跟离地，双手按住左膝，伸膝，立起，复原，之后另一侧下肢重复这一动作。

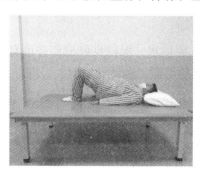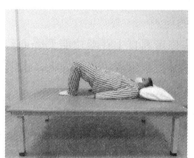

图 3-31　下肢训练

二、作业治疗

老年帕金森病的作业疗法要充分考虑老年帕金森病的特点，着重维持、改善现有的身体功能，提高日常生活活动能力。作业治疗介入时，首先要维持、改善患者的身体功能状态，在此基础上，加强日常生活活动能力训练，同时进行生活环境调整。

（一）姿势训练

帕金森病患者通常会出现弯腰驼背的姿势，甚至脊柱侧弯。长期不良姿势会影响人体的本体感觉系统和身体各个部位的空间位置觉，这也是帕金森病患者发生跌倒风险的原因之一。康养师要增强患者对不良姿势的认识，掌握应对不良姿势的方法，养成做伸展动作的习惯，养成检查和纠正不良姿势的习惯。靠墙练习：足跟、后背、头部尽量靠墙，保持1min 以上，练习 12 次/天。背贴床练习：仰卧硬板床 10min/d ～20min/d，维持韧带强度，预防关节挛缩。

（二）书写训练

帕金森病患者写字通常会缩小（小字症），且字迹通常向远角倾斜而超出页面，且字迹潦草或呈蜘蛛样。听觉和视觉的提示对患者的书写有作用，建议患者书写时不要太自动化，保持良好坐姿，使用有线条的纸张，必要时使用握笔器；书写时集中注意力，仔细写出每一个笔画，时刻提醒自己写慢点、写大点。

（三）转移训练

具体内容见脑卒中损伤的转移。帕金森患者应遵循"一停、二看、三计划、四走"的方法，在固定的间隔停下来一会儿，观察和计划面前的路线。①停：走到边上，抓住一个稳固的物体来保持平衡；②看：看前面是否有东西挡住路线、地面是否平坦；③计划：在视野可见范围内计划一条最佳路线；④走：走到计划好的路线终点。对启动困难的帕金森患者应先提醒患者在内心演练无困难完成此动作的情景，重点是让更多感觉参与进来和对细节进行回顾，如此会为接下来要做相同动作用到的神经通路做好准备，然后用合适的口令来启动实际的动作。

（四）自我照顾训练

1. 口水的控制

帕金森病患者因自主吞咽功能下降而经常流口水，保持良好的姿势可有效控制口水，康养师应鼓励并提醒患者主动培养将口水咽下的习惯，尽量避免用手绢将口水吸走，以防口水流失过多而脱水。

2. 进食

建议患者保持良好的坐姿，在不容易分心和舒适的环境中就餐；患者虽然进食困难、缓慢，但只要能完成，就应鼓励患者自己进食；教会患者适应性技术，以减少震颤的影响，必要时在餐具下铺防滑垫或加重餐具；若食物容易从盘子或嘴里掉落，可使用叉勺；

若吞咽动作启动困难，可使用提示卡；若存在颈部僵硬，可使用鼻形缺口杯或敞口杯防止喝水漏水和呛咳。

3. 穿脱衣服

鼓励患者尽量自己完成穿衣、系鞋带、系纽扣等日常活动。患者要有保持良好的坐位或站位平衡的能力，防止跌倒；选择轻而宽松、易于伸缩、易于穿脱的衣服和鞋子，并根据要穿的顺序放好；坐在方便拿到衣服的位置并集中注意力；穿衣前先想象一下穿衣的动作；完成穿衣。

4. 洗漱

尽可能保留患者的卫生、修饰习惯，保持外观整洁。患者抓握牙刷、梳子困难时，可增粗把柄，可使用电动牙刷；可选择一些辅助工具帮助患者洗澡、梳头、剪指甲、剃须等。

5. 沐浴

首先要评价患者沐浴的安全性，确定其是否需要帮助。浴室地板要铺防滑垫，墙上安装扶手，备好淋浴椅，浴缸上放置沐浴板，确保沐浴时的安全性和减少帮助的程度。

思考题

1. 老年帕金森患者的康复治疗方法有哪些？
2. 老年帕金森患者的主要功能障碍有哪些？

本章参考文献

［1］刘瑾，杨新新，项洁. 帕金森病康复治疗及其作用机制研究进展［J］. 中国现代神经疾病杂志，2017（6）.

［2］郑学敬. 运动康复训练对帕金森病患者运动障碍的康复效果研究［D］. 大连：辽宁师范大学，2018.

［3］宋鲁平，王强. 帕金森病康复中国专家共识［J］. 中国康复理论与实践，2018（7）.

［4］王九雪，王天俊. 帕金森病认知功能障碍研究进展［J］. 临床荟萃，2019（1）.

第四章 老年骨折后的康复

知识目标

掌握老年骨折的日常康复方法；

熟悉老年骨折的康复评定方法及注意事项；

了解老年骨折的临床表现及功能障碍。

技能目标

具备对老年骨折患者进行日常康复的能力。

骨折是指骨或骨小梁的完整性和连续性中断。

老年骨折可以特定理解为老人在骨质疏松的基础上，在轻微外力作用下发生的脊柱或四肢的骨折。

老年骨折可由创伤和骨骼疾病所致。由脊髓炎、骨肿瘤等骨骼疾病导致骨质破坏，受到轻微外力即可发生的骨折，称为病理性骨折。由外力所致的骨折，称为创伤性骨折。

第一节 老年骨折后的临床表现及功能障碍

大多数骨折一般只引起局部症状，但严重骨折和多发性骨折可导致全身反应。

一、全身表现

（1）休克：骨折后休克的主要原因是出血，特别是骨盆骨折、股骨骨折，其出血量大者可达 2 000ml 以上。严重的开放性骨折或并发重要内脏器官损伤时亦可导致休克甚至死亡。

（2）发热：骨折后一般体温正常，出血量较大的骨折，如股骨骨折、骨盆骨折，血肿吸收期可出现低热，但一般不超过38℃。开放性骨折患者出现高热时，应考虑感染的存在。

二、局部表现

（1）骨折的一般表现：局部肿胀、疼痛和运动功能障碍。发生骨折时，骨髓、骨膜以及周围组织血管破裂出血，在骨折处形成血肿，软组织损伤形成水肿，使患肢严重肿胀，甚至出现张力性水疱和皮下瘀斑，由于血红蛋白的分解，可呈紫色、青色或黄色。骨折局部出现剧烈疼痛，特别是移动患肢时加剧，伴明显压痛。局部肿胀或疼痛使患肢活动受限，若为完全性骨折，可使受伤肢体运动功能完全丧失。

（2）骨折的特有体征：①畸形：骨折端移位可使患肢外形发生改变，主要表现为缩短、成角或旋转畸形；②异常活动：正常情况下肢体不能活动的部位，骨折后出现不正常的活动；③骨擦音或骨擦感：骨折后，两骨折端相互摩擦时，可产生骨擦音或骨擦感。

第二节　老年骨折的评定及操作的注意事项

一、功能评定

（一）肢体长度及周径测量

骨折后，肢体的长度和周径可能发生变化，测量肢体长度和周径是必要的。

1. 肢体长度的测量

上肢长度一般是指自肩峰至桡骨茎突或中指指尖的距离。上臂长度是指自肩峰至肱骨外上髁，或者自肱骨大结节至肱骨外上髁的距离。前臂长度是指自肱骨外上髁至桡骨茎突，或自尺骨鹰嘴至尺骨茎突的距离。下肢长度有真性长度和假性长度之分，假性长度指从肚脐到内踝间的距离。下肢真性长度的测量方法是用皮尺测量髂前上棘通过髌骨中点至内踝的距离。测量时可以测量整个下肢长度，也可分段测量大腿长度和小腿长度。大腿长度是指从髂前上棘至膝关节内侧间隙的距离。小腿长度是指从膝关节内侧间隙至内踝的距离。

2. 肢体周径的测量

进行肢体周径测量时，康养师必须对两侧肢体相对应的部位进行测量。为了了解肌肉有无萎缩等情况，一般以肌腹部位为佳。测量时用皮尺环绕肢体已确定的部位一周，记取肢体周径的长度。对患肢与健侧肢体同时测量进行对比，并记录测量的日期，以作康复治疗前后疗效的对照。下肢测量常用的部位为髌骨上方10cm处，测量小腿周径时，取髌骨下方10cm处。

（二）肌力评定

骨折后，由于肢体运动减少，患者常发生肌肉萎缩，肌力下降的情况。肌力检查是判定肌肉功能状态的重要指标，常用徒手肌力评定的方法。上肢主要检查肩周肌群、肱二头肌、肱三头肌、屈腕肌、伸腕肌的肌力及手的握力、捏力，下肢主要检查髋周肌群、股四头肌、腘绳肌、胫前肌、小腿三头肌肌力，也可应用等速肌力测试等肌力检查方法。

（三）关节活动度评定

检查患者关节活动范围是康复评定的主要内容之一，检查方法常用量角器法，根据需要测量被检关节各方向的主动、被动活动度。

（四）步态分析

下肢骨折后，非常容易影响下肢的步行功能，因此康养师应对患者进行步态分析检查。步态分析的方法有临床分析和实验室分析。临床分析多用观察法、测量法等；实验室分析包括运动学分析和动力学分析。

（五）上下肢功能评定

上下肢功能评定的重点在于评估手的功能和下肢步行、负重等功能，可用 Jebsen 手功能评定、Caroll 手功能评定、Hoffer 步行能力分级、Holden 步行功能分类等方法。

（六）神经功能评定

神经功能评定常检查的项目有感觉功能检查、反射检查和肌张力评定等。

（七）疼痛评定

人们通常用 VAS 法评定疼痛的程度。

（八）平衡功能评定

平衡功能评定常用的量表主要有 Berg 平衡量表，Tinneti 量表以及"站起-走"计时测试。

（九）ADL 评定

ADL 评定的常用方法是改良 Barthel 指数和功能独立性评定（FIM）。

第三节　老年骨折的日常康复技术

一、物理治疗

（一）物理因子治疗

1. 超短波疗法

应用波长为 1~10m 的高频电场作用于人体治疗疾病的方法，称为超短波治疗，又称为超高频或超短波电场疗法。超短波治疗仪见图 4-1。

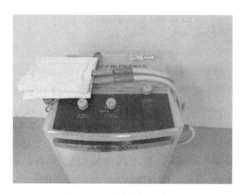

图 4-1　超短波治疗仪

（1）治疗作用：可消炎、消肿、镇痛、改善代谢，加速组织生长代谢。

（2）禁忌症及慎用范围：禁忌症——恶性肿瘤；出血倾向；结核病（非控制）；妊娠女性下腹部；高热；心脏起搏器植入者；严重心功能不全。慎用范围——感觉障碍患者的局部治疗；阻塞性动脉疾病局部；体内含金属内固定的部位治疗。

（3）操作方法。

①询问患者有无短波治疗禁忌，去除治疗部位的金属配饰。患者取舒适卧位或坐位，不必裸露治疗部位。选择适当的电极，接通电源，预热 3~5min（机器首次使用需延长预热时间至 15~20min）。

②电极摆放。

电容电极：电容电极一般有两个，放置方法分为对置法、并置法、单极法、交叉法四种。常用的是对置法和并置法。

对置法：两个电极相对放置在治疗部位的两侧，电极表面与皮肤要平行，电场线垂直皮肤表面穿过人体，作用较深。两侧肢体同时治疗时（如双膝、双踝、双手），应在两侧肢体骨突接触处（如双膝内侧、双内踝处）垫以衬垫物，以免局部电场线集中造成烫伤或影响作用的均匀度。对置法操作示意见图 4-2。

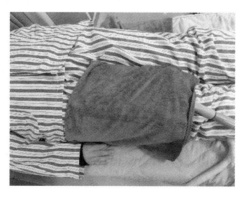

图 4-2　对置法操作示意

并置法：治疗时两个电极并列放置于治疗部位表面，电场线较分散，只通过表浅组织，作用深度较浅，但范围较广。

③调节治疗挡、调谐：具体操作时，可以调节机器主板上的调谐钮，观察输出电流指针读数至最大，同时靠近电极板的氖光灯管亮度最亮，即达到调谐状态。非谐振状态下的治疗有弊端，一方面损伤机器，另一方面会造成电磁波环境污染。因而在治疗时，禁止使用退谐方式（降低电流表的读数，减弱氖光灯管的亮度）来降低治疗剂量。治疗时询问患者的感觉，使之符合治疗需要。如果不能达到高频电疗仪调谐状态需要的热度，则需增加治疗挡；如果超过需要的热度，则需增加治疗电极间的间距，并且无论采用何种调整，都要重新调谐。

④根据治疗要求调节定时器：嘱患者治疗中不能移动治疗部位的机体，以免电极板位置发生变化，发生治疗机输出失谐现象（幼儿哭闹不能配合者需待其熟睡后进行，治疗时家属尽量不要接触患者肢体，以防止家属肢体纳入治疗电场中干扰治疗部位的电场）。告知患者治疗中应有的正常感觉及异常感觉。治疗中要巡视患者，询问患者治疗中是否有异常感觉。治疗中患者禁止使用电子设备（如手机等）。

⑤治疗结束时，依次关闭输出及电源，取下患者身上的电缆或电极和衬垫物。

（4）参考操作参数：超短波治疗剂量依据患者的温热感觉分为四级。①无热量：机器有输出，但患者无热的感觉，适用于急性炎症、水肿、血液循环障碍治疗；②微热量：患者有微弱的、舒适的温热感，适用于亚急性、慢性疾病的治疗；③温热量：患者有明显、舒适的温热感，适用于慢性炎症、慢性疾病的治疗；④热量：患者有可耐受的灼热感，适用于恶性肿瘤的高热疗法。

一般急性炎症每次治疗 5~10min，慢性疾病每次治疗 10~15min，每日一次，10~20次为 1 个疗程。

（5）注意事项。

①头部及小儿和老人的心区不宜进行大功率超短波疗法。儿童头部和心区不宜用对置法。

②眼、睾丸、神经节、神经丛及小儿骨骺对超短波敏感，不宜采用大剂量。

③慢性炎症、慢性伤口及粘连患者不宜进行过长疗程的超短波疗法，以免引起结缔组织增生过度而使局部组织变硬、粘连加重。

2. 微波治疗

微波疗法是指应用频率为 300~300 000MHz，波长为 1mm~1m 的超高频电磁波作用于人体治疗疾病的电疗法。微波根据波长的不同可分为分米波（频率 300~3 000MHz，波长 10cm~1m）、厘米波（频率 3 000~30 000MHz，波长 1~10cm）、毫米波（频率 30 000~300 000MHz，波长 1~10mm）。促进骨折的愈合多用毫米波，毫米波治疗仪见图 4-3。

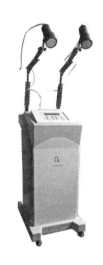

图4-3 毫米波治疗仪

（1）治疗作用：消炎、止痛；促进上皮生长、加速伤口和溃疡愈合；促进骨痂生长、加速骨折愈合；降低血压；增强免疫力；对肿瘤细胞有抑制作用。

（2）禁忌症及慎用范围：禁忌症——不能直接对准眼球和睾丸；孕妇、心脏病植入起搏器者。另外，长期大剂量使用有嗜睡、疲乏、头痛、记忆力衰退、血象变化等副作用，患者需定期体检。

（3）操作方法。

①接上电源，打开电源开关，听到提示音后，面板上显示时间与功率，表示仪器运行状态正常。

②向患者解释，以取得合作；暴露患者的治疗部位。若为开放性创面治疗，则时间控制在5~10min内。

③康养师根据医嘱设置时间，通常为30min，按下定时启动按钮，仪器开始倒计时工作。

④治疗结束后，关闭电源，将辐射头消毒后放在托架上。

（4）参考操作参数：每次治疗局部辐射15~30min，1~2次/天，5~15次为1个疗程。

（5）注意事项。

①康养师和患者都要注意眼睛防护。

②治疗处应保持干燥，以免毫米波被体表水分吸收。

③功率密度大于$10Mw/cm^2$时，有金属物品的部分避免直接照射。

④治疗头、面、颈部时，辐射头务必贴近皮肤，以免毫米波散射伤到眼球。

3. 磁场疗法

磁场疗法是利用磁场作用于人体穴位、局部或者全身，以达到治疗疾病的目的的方法。低频脉冲电磁场适用于骨骼及关节疾病。低频脉冲治疗仪见图4-4。

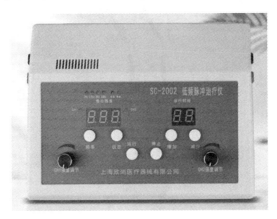

图 4-4　低频脉冲治疗仪

（1）治疗作用：镇痛、消炎、消肿、止泻、降压、软化瘢痕、加速骨痂生长，促进骨折愈合。

（2）禁忌症及慎用范围：禁忌症——体内植入心脏起搏器者；孕妇下腹部。慎用范围——严重心、肺、肝及血液疾病，体质极度虚弱者。

（3）操作方法。

①治疗前确定患者有无低频脉冲磁场疗法禁忌症。

②检查低频脉冲治疗仪的电源线连接是否正确（必须采用接地连接）；检查治疗仪面板开关是否在规定位置上；打开电源开关，检查仪器，查看显示预设值。

③按"启动"键开机，根据病情需要正确设置磁场强度、频率、波形及治疗时间。

④检查治疗区域有无金属物品，如手机、手表类等，需去除后方可治疗，将磁极放置于相应治疗部位。根据需要可将磁头置于肩部、腰部、踝关节、膝关节等部位。

⑤开始治疗时向患者做好说明，嘱患者取舒适体位，治疗中有振动感。

⑥点击"开始"键，开始治疗。

⑦治疗结束时，仪器会自动停止。

⑧关闭电源，拆卸电磁头，检查皮肤有无异常。

（4）参考操作参数。

脉冲频率为 40~100 次/分钟，磁场强度为 0.15~0.8T，每次治疗时间 20~30min，每日治疗 1 次，15~20 天为一疗程。

（5）注意事项：掌握好剂量，注意不良反应，磁疗时不要戴机械手表，以免损坏手表。

4. 超声波治疗

超声波治疗是指应用超声波作用于人体以达到治疗疾病目的的一种物理治疗方法。超声波治疗仪见图4-5。

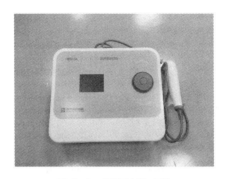

图 4-5 超声波治疗仪

（1）治疗作用：改善循环；软化瘢痕；减少粘连；降低张力；促进骨痂生成。

（2）禁忌症及慎用范围：禁忌症——恶性肿瘤；有出血倾向部位；感染部位；血栓性静脉炎；孕妇下腹部；深部 X 线照射、放射治疗或同位素放射治疗；塑料植入物；心脏起搏器；眼睛；生殖器官。慎用范围——急性炎症；儿童骨骺；金属内固定；脊柱部位；局部循环障碍；感觉迟钝区域；热敏感部位。

（3）操作方法：分为直接法、间接法及综合法。这里主要介绍直接法。

直接法是指声头和人体表面或患处直接接触进行治疗的方法，分为移动法和固定法。临床常用移动法，该法使用最普遍，适用于治疗 皮肤平坦、面积较大的部位。

①移动法。移动法治疗步骤如下：

第一，治疗前先检查仪器声头等性能。

第二，患者采舒适体位，充分暴露治疗部位，先在治疗部位涂上耦合剂，声头轻压接触身体。

第三，接通电源，调节治疗模式、频率、时间及强度（也有仪器直接根据不同频率、时间、强度按处方选择），在治疗部位作缓慢往返或回旋移动，移动过程中声头应垂直于皮肤，移动速度根据声头面积和治疗面积进行调整，一般为 2~3cm/s，治疗过程中根据需要选择是否添加耦合剂，且必须保持声头与皮肤紧密接触。

第四，治疗强度可根据患者治疗时的反应进行调整。

第五，治疗结束时，将超声输出调回"0"（也有仪器治疗结束输出自动归零），移开声头，关闭电源，清洁治疗部位和声头，并将声头消毒后放置在声头架上。

②固定法：指超声波治疗时声头固定于治疗部位的方法，多用于病灶小且局限的部位，或穴位上。操作示意图见图 4-6。

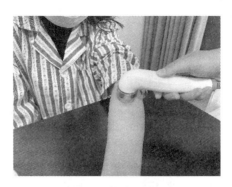

图 4-6　操作示意图

（4）参考操作参数。

①治疗剂量：治疗时应根据患者不同部位、不同病情、不同治疗方法选择治疗剂量。浅层部位包括骨凸周围建议采用高频率低强度治疗剂量。急性期可采用低剂量，患者感觉不到热；亚急性期采用中剂量；慢性期可采用高剂量，患者能感受到较明显的热效应。

②治疗时间：超声波的治疗时间一般不超过 15min，多选用 5～10min。一般移动法比固定法治疗时间要长，脉冲超声波比连续超声波治疗时间要长。

③治疗面积：同样的声强和治疗时间作用在不同大小的治疗面积时，单位面积所受到的超声波能量不同，一般推荐超声波最短的治疗时间为 1min/ cm^2，最长的总治疗时间为 15min。常用声头面积有 1cm^2 和 5cm^2 两种，一般采用 1cm^2 的声头最大治疗面积为 15 cm^2，采用 5 cm^2 的声头最大治疗面积为 75 cm^2。

④治疗疗程：一般急性病 5～10 次为 1 个疗程，慢性病 10～15 次为 1 个疗程，每日 1 次或隔日 1 次，每个疗程间隔 1～2 周。如需治疗 3～4 个疗程者，第 2 个疗程以后间隔时间可适当延长。

（5）超声波导入：超声药物透入疗法又称为声透疗法或超声波经皮给药，是将药物制成可用于超声导入的剂型，利用超声可使药物解聚、提高药物弥散作用和组织渗透性的优点，把包含在耦合剂中的药物经过皮肤或黏膜渗透进入机体的治疗方法。声透疗法具有避免药物在肝脏的首过效应、可持续控制给药速度、减少药物的毒副作用等独特优点。而且，声透疗法还使超声波疗法和经皮给药有机结合在一起，能够达到物理和药物双重或多重治疗的效果。

声透疗法操作基本与一般超声波治疗方法相同，不同的是其需将药物添加至耦合剂中再进行超声直接法治疗。超声强度建议：固定法<0.5W/ cm^2，移动法 0.5～1.5W/cm^2。目前常用的药物有维生素 C、氢化可的松、抗生素、普鲁卡因等麻醉药、丹参等活血中药，临床上也经常用一些乳状膏状如双氯芬酸软膏等作为耦合剂进行超声药物透入疗法。

（6）注意事项。

①熟悉仪器性能，需定期检测超声波治疗仪输出强度，确保其正常输出。

②治疗过程中，切忌声头空载，声头在通过耦合剂紧密接触皮肤或浸入水中的情况下，才能调节输出；治疗结束后，在输出剂量为零的情况下，才能将声头移开。

③治疗过程中，耦合剂应涂抹均匀，声头须紧贴皮肤，声头与皮肤之间不能留有任何空隙，需注意及时添加耦合剂。

④采用移动法治疗时，声头要缓慢均匀移动，不可停止不动，以免引起疼痛反应或皮肤灼伤；采用固定法治疗或治疗皮下骨突出部位时，超声强度宜小于 $0.5 W/cm^2$。

⑤治疗过程中，应该密切观察患者反应，如患者感觉疼痛或有烧灼感时，应立即停止治疗，查明原因并给予纠正。固定法容易在不同组织的分界面上产生强烈的温热作用及骨膜疼痛反应，治疗时如果出现治疗部位过热或疼痛，应移动声头或降低强度，避免产生烫伤。

⑥治疗过程中不得卷曲或扭转仪器导线，注意仪器和声头的散热，可根据情况暂停使用一段时间后再继续使用。

⑦治疗不能通过增大强度来缩短治疗时间，也不能用延长时间来降低治疗强度。

⑧头部、眼睛、生殖器等部位治疗时，治疗剂量应严格把握。

⑨治疗人员应注意自我保护，如声头握柄无超声屏蔽设计，不要直接手持声头为患者进行治疗，声头握柄应有橡胶或塑料保护或戴双层手套操作，避免接触过量超声波引起疼痛。

5. 调制中频电疗法

调制中频电疗法是一种用低频调制波调制等幅中频电流振幅后形成的电流作用于人体治疗疾病的方法。中频治疗仪见图4-7。

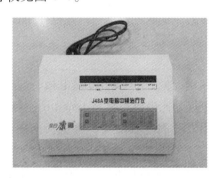

图4-7 中频治疗仪

（1）治疗作用：消炎、镇痛；改善循环；锻炼骨骼肌；调节平滑肌张力。

（2）禁忌症及慎用范围：禁忌症——急性炎症、急性外伤；出血性疾病；急性感染性疾病；严重心力衰竭、严重肝肾功能不全；高热；佩戴心脏起搏器者；静脉栓塞、血栓性静脉炎区域；孕妇腰骶部。慎用范围——心脏前区、颈动脉窦处。

（3）操作方法。

①接通电源，检查治疗仪是否处于正常工作状态。

②向患者解释治疗目的、治疗中的正常感觉和注意事项。

③患者取舒适体位，暴露治疗部位。康养师根据治疗部位大小选择适宜尺寸的电极，与输出导线相接，摆放电极于治疗部位并使之与皮肤紧密接触。

④选定处方或自行选择调制中频参数，按下输出键，治疗开始。

⑤缓慢调节电流输出。随着电流输出增大，电极下皮肤有麻、颤、肌肉收缩感，继续调节输出至所需治疗剂量。在治疗开始后数分钟，患者常会感觉刺激变弱，这是机体对刺激产生的适应现象，康养师可酌情再上调电流强度，以维持患者适宜的感觉。

⑥治疗结束电流输出回零，取下电极，检查治疗部位皮肤，关闭电源。操作示意图见图4-8。

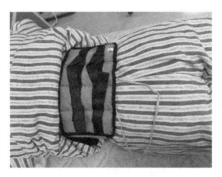

图4-8　操作示意图

（4）操作参考参数：目前的多功能电疗仪，内置电疗模板，可根据需要自行选择，有个性化的中频处方。

（5）注意事项。

①采用半波整流调制中频电流时，不可用自黏电极，应采用硅胶电极，电极下需垫0.8~1cm厚的棉质衬垫，衬垫尺寸比电极约大出1cm。用温热水浸湿后以不滴水为宜，均匀地贴敷于治疗区皮肤上，用以吸附电解产物，避免损伤皮肤。在衬垫上摆放好硅胶电极，以沙袋或弹性绷带固定。

②治疗失用性肌萎缩和失神经肌肉时应注意观察肌肉是否有疲劳，及时调整治疗参数。

③不应和高频电疗仪近距离同时工作或共用一个接线板，以防治疗仪受高频电磁波干扰不能正常工作，或导致患者出现"电击"现象。

④注意输出导线和电极连接处不应有金属裸露在外。治疗仪器出现故障必须及时报修并做好相应记录。去除治疗部位及邻近处的金属物，避免金属导电带来危险。

⑤治疗前需检查局部皮肤有无破损，破损后局部的电阻大大降低，电流密度增大，易

产生电灼伤。

⑥患者取舒适放松、便于治疗的体位，治疗过程中不要随意移动，不要大声交谈或看书、看手机，应专心体会治疗时的感觉，有不适立即告知康养师。

⑦缓慢调节电流输出，并询问患者的感觉。

⑧对不能正常表达的小儿和智能障碍者，治疗师应观察其治疗时的情绪反应，治疗时间要短一些，输出电流强度要弱一些。

⑨若出现适应反应，则应停止治疗，结束疗程，休息2~4周，以恢复身体对刺激的敏感性，再进行下一疗程的治疗。建议一年之内不要超过2~3个疗程。

6. 直流电疗法

直流电疗法是指应用小强度、低电压的平稳直流电作用于人体一定部位以治疗疾病的方法，是最早应用的电疗法之一。目前，单纯应用直流电的疗法较少，但它是离子导入疗法和低频电疗法的基础，而且对静脉血栓、慢性炎症、溃疡、骨折等疾病有比较明确的疗效，因此这种疗法又重新引起人们的重视。直流电治疗仪见图4-9。

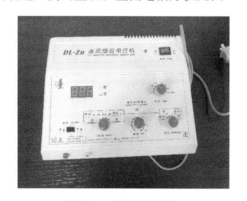

图4-9 直流电治疗仪

（1）治疗作用：改善血液循环；镇静和兴奋作用；对自主神经和内脏有调节作用；促进骨折愈合；消炎镇痛、促进伤口愈合等。

（2）禁忌症及慎用范围：禁忌症——高热；恶性肿瘤；出血倾向；孕妇腰骶部；心脏起搏器局部及其邻近部位。慎用范围——昏迷或皮肤感觉障碍者。

（3）操作方法。

①准备用物：直流电治疗仪，电极板及3cm×3cm衬垫4个。

②取3cm×3cm衬垫4个，用生理盐水或热水浸湿后拧干，保持适宜温度及湿度，然后将电极板装入衬垫套内。

③接通电源，开总开关，检查仪器是否在零位，仪器工作是否正常。

④如左上肢骨折：患者采取舒适体位（坐位或仰卧位），暴露双前臂，并检查皮肤是否完整无损，取3cm×3cm衬垫两个，放在左前臂屈面上中1/3交点上（稍后接通电源），

另两个 3cm×3cm 衬垫放在右前臂屈面上中 1/3 交点上（稍后不通电），衬垫厚面与治疗部位皮肤紧密接触，用沙袋或绷带固定好，检查无误后左臂开始通电，右臂则不通电。

⑤开机前向患者说明通电时的各种感觉，有轻微的针刺感和蚁走感是正常的，如有刺痛或烧灼感则需马上反映。

⑥缓慢调节输出量至治疗强度的 2/3 处，过 1~2min 后调至规定治疗强度（一般治疗剂量：成人为 $0.05~0.10mA/cm^2$，小儿为 $0.02~0.05mA/cm^2$，老年人治疗时电流密度酌减）。

⑦治疗过程中询问患者感觉，适当增减电流强度。

⑧20min 后将输出旋钮缓慢转到零位，取下电极，关闭电源，检查及对比双臂皮肤反应（左臂局部皮肤发红，右臂局部皮肤正常）。

⑨将衬垫用清水洗净，煮沸消毒，晾干备用。

（4）参考操作参数。

①电极放置方法分为对置法和并置法两种。对置法：适于局部或较深的病灶，两个电极分别放置在身体某部位的内外两侧或者前后面，对置法多用以治疗头部、躯干、关节及内脏器官等部位的疾病。并置法：适于浅表、长度大的病灶，两个电极放在躯体的同一侧面。并置法多沿着神经血管走行方向，治疗周围神经和血管疾病。

②电极的大小一般依据治疗部位的大小设置成几种常见的面积，治疗四肢、躯干及颈部等大的部位可选用直径为 6cm、8cm、10cm 的圆形电极或 7cm×11cm、9cm×14cm、11cm×16cm、13cm×17cm、13cm×21cm、14cm×23cm 的矩形电极。

③软化瘢痕、促进骨折愈合选择阴极为主电极；而消炎镇痛、减轻水肿、皮肤多汗、血栓性静脉炎等选择阳极为主电极。

④治疗时间：一次的时间多为 15~25min，每日或隔日一次，10~20 次为 1 个疗程。

（5）注意事项。

①输出导线宜用不同颜色，如阳极为红色，阴极为其他颜色，以示区别。如用夹子连接导线与金属电极，宜在其下垫以胶皮等绝缘物。作用电极一般应小于辅助电极。

②导线夹下必须垫绝缘布，电极插头必须紧紧插入电极的导线插口，切勿使导线夹和导线的金属裸露部分直接接触皮肤。

③治疗前去除治疗部位及其附近的金属物，在皮肤小破损处贴以胶布或垫上绝缘布，以防止烧伤。

④衬垫有电极套时，应注意检查衬垫部分是否紧贴皮肤，严防放反，而使电极与患者皮肤之间只隔一层单布。电极与衬垫必须平整，尤其在治疗体表弯曲不平的部位时，必须使衬垫均匀接触皮肤，使通电时电流得以均匀作用于皮肤，以防电流集中于某点。

⑤患者在疲劳或饥饿时不宜进行治疗。

⑥每次用过的衬垫要洗净、煮沸，金属电极应刷洗干净，保持平整。

⑦治疗中不得拨动极性转换开关，电流强度没有降到零时，不得拨动分流器。康养师

应经常检查电流表的指针是否平稳、是否在所调节的电流强度读数上，注意观察患者表情，询问患者电极下的感觉。嘱患者不得触摸治疗仪或接地的金属物，不得任意挪动体位，以免电极衬垫位置移动、电极脱落使电极直接接触皮肤而发生烧伤。

⑧治疗结束时应先调节电流至零位，关闭电源后，才能从患者身上取下电极和衬垫。

⑨治疗结束后嘱咐患者治疗处如出现瘙痒，不可搔抓，注意保护皮肤，必要时可使用护肤剂。

⑩治疗使用过的衬垫，必须彻底冲洗干净，煮沸消毒，整平后在阴凉处晾干备用。破旧的衬垫应予修补或更新。电极用于治疗后，必须用肥皂水刷洗，去除电极表面的污垢与电解产物。铅板电极应予碾平。破裂电极应予更新。

此外，物理疗法可增强纤维组织的可塑性，同时进行关节活动度（包括关节功能牵引）的锻炼能明显地提高疗效，创伤早期慎用（如石蜡疗法、红外线治疗操作参照第二章第三节和第三章第三节物理因子治疗部分）。

（二）运动疗法

肿胀和疼痛是骨折复位固定后最主要的症状和体征，持续性肿胀是骨折后致残的最主要原因。因此要及早开始康复治疗，运动疗法必不可少。

1. 骨折早期的运动疗法

早期适时主动运动、主动助力运动（被动运动）、抗阻运动（见图4-10至图4-12）是消除水肿的最有效、最可行和花费最少的方法。

主动运动有助于静脉和淋巴回流。伤肢近端与远端未被固定的关节，需进行各个方向的全范围运动，一天数次，以保持各关节活动度，防止其挛缩。患者应尽可能进行主动运动和抗阻运动，以防止肌萎缩及增加患肢血液循环。有困难时，患者可进行主动助力运动或被动运动。骨折在上肢，患者应特别注意肩外展及外旋，掌指关节屈曲及外展；在下肢则注意踝背伸运动。中老年人关节挛缩倾向很大，更应特别注意。

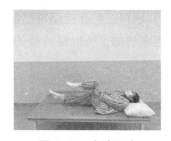 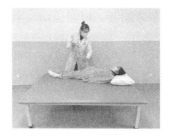 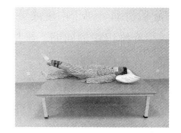

图4-10　主动运动　　　　图4-11　被动运动　　　　图4-12　抗阻运动

在骨折固定部位进行该部位肌肉有节奏的等长收缩练习，以防止失用性肌萎缩，并使骨折端挤压而有利于骨折愈合。无痛时可逐渐增加用力程度，每次收缩持续5秒钟，每次练习收缩20次，每天进行3~4次。开始时，可嘱患者在健侧肢体试行练习，以检验肌肉收缩情况。肌肉的等长收缩可以促进骨折端紧密接触，克服分离趋势，并借助外固定物的三点杠杆作用所产生的反作用，维持骨折复位后的位置，防止侧方移位及成角移位。

关节内骨折，常遗留严重的关节功能障碍，为减轻障碍程度，在固定2~3周后，患者应每天取下外固定物，做受累关节的主动运动6~10次，并逐步辅加助力运动，以恢复关节活动度，每天进行1~2次，运动后再予以固定。如有可靠的内固定，术后1~2天开始连续性被动训练（CPM）治疗，可获得良好的效果。

患者对健肢与躯干应尽可能维持其正常活动，可能时应尽早起床。必须卧床的患者，尤其是年老体弱者，应每日做床上保健操，以改善全身情况，防止压疮、呼吸系统疾病等并发症。

2. 骨折后期的运动疗法

后期（骨折愈合期）主要是通过运动疗法，促进肢体运动功能的恢复。

（1）恢复关节活动度。

恢复受累关节活动度常是患者的第一个要求，其方法有：

①主动运动：受累关节进行各运动轴方向的主动运动，轻柔牵伸挛缩、粘连的组织。运动时应遵守循序渐进的原则，运动幅度逐渐增大。每个动作重复多次，每日数次。

②助力运动和被动运动：刚去除外固定的患者可先采用主动助力运动，以后随着关节活动范围的增加而相应减少助力。对于组织挛缩、粘连严重者，可使用被动运动，但被动运动方向与范围应符合解剖及生理功能。动作应平稳、缓和、有节奏，以不引起明显疼痛为宜。

③关节松动技术（见图4-13）：对僵硬的关节，可配合热疗进行手法松动。康养师一手固定关节近端，另一手握住关节远端，在轻度牵引下，按其远端需要的方向（前/后、内/外、外展/内收、旋前/旋后）松动，使组成关节的骨端能在关节囊和韧带等软组织的弹性范围内发生移动。如手掌指关节可进行被动的前/后滑动、侧向滑动、外展内收和旋前/旋后滑动。对于中度或重度关节牵缩者，可在运动与牵引的间歇期，配合使用矫形器，以减少纤维组织的回缩，维持治疗效果。随着关节活动范围的逐渐增加，矫形器的形状和角度也作相应的调整。

④关节功能牵引：轻度的关节活动度障碍经过主动、助力及被动运动练习，可以逐步消除。存在较牢固的关节挛缩粘连时，做关节功能牵引，特别是加热牵引，是一种较好的治疗方法。

关节活动度训练前做适当的热疗也可增强训练的效果。治疗中宜经常做关节活动度检查，以观察疗效。进步不明显时需考虑改进治疗方法。最后如关节活动度停止进步，康养师应根据实际功能恢复程度采取相应对策，如对日常生活及工作无明显妨碍时，可结束康复治疗。

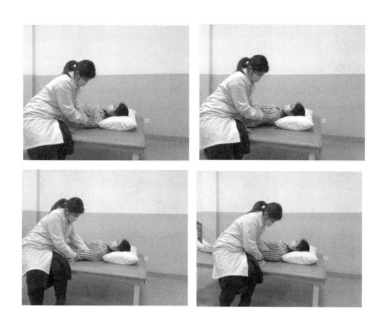

图 4-13　关节松动技术

（2）恢复肌力。

恢复肌力指逐步增加肌肉训练强度，引起肌肉的适度疲劳。骨折时，如不伴有周围神经损伤或特别严重的肌肉损伤，伤区肌力常在 3 级以上，则肌力训练应以抗阻训练为主，可以按渐进抗阻训练的原则作等长、等张训练或等速训练。等张、等速训练的运动幅度随关节活动度的恢复而加大。肌力训练应在无痛的运动范围内进行，若关节内有损伤或其他原因所致运动达一定幅度时有疼痛，则应减小运动幅度。受累的肌肉应按关节运动方向依次进行训练，并达到肌力与健侧相等或相差小于 10% 为止。肌力的恢复为运动功能的恢复准备了必要条件，同时亦可恢复关节的稳定性，防止关节继发退行性改变，这对于下肢负重关节尤为重要。

二、作业治疗

康养师可采用作业治疗和职业前训练，改善患者的动作技能与技巧，增强其体能，从而恢复至患者伤前的 ADL 及工作能力；逐步增加动作的复杂性、精确性以及速度的练习与恢复静态、动态平衡及防止倾倒的练习。治疗方法应根据患者功能恢复的等级及患者的兴趣来选择。对于下肢骨折或功能障碍的患者，主要选择手能从事的职业，包括各种手工制作、手工修理、编制、刺绣、刻字、打字、绘图、著作等；对于手功能障碍的患者，可以新学会一种简单操作的职业，可以进行该项职业的训练；不能学会一种新职业的技能者，可以发挥其原来的某种特长，例如口述小说，请别人代写，或提高口算或高超的分析事物的能力。

（一）加大关节活动范围训练（见图4-14）

（1）肩肘伸屈作业训练：打磨木板、锯木、刨木、打锤、在台面上推动滚筒、擦拭桌子、在编织架上编制、打篮球、保龄球等。

（2）肩外展内收作业训练：刷、绘图、拉琴、写大字等。

（3）肘屈伸作业训练：锤钉木板或钉木盒、调和黏土等。肩关节活动见图4-15。

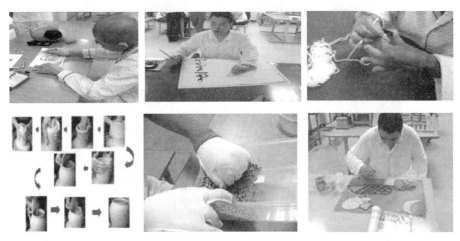

图4-14　加大关节活动范围训练

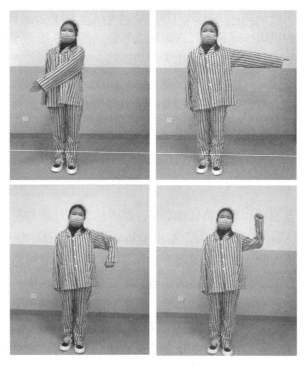

图4-15　肩关节活动

（4）前臂旋前、旋后作业训练：锤钉、拧螺丝帽等。

（5）腕伸屈、桡尺偏作业训练（见图4-16）：粉刷、锤钉、和泥、和面、绘图、打乒乓球等。

（6）手指精细活动作业训练：捡拾豆类、下棋、刺绣、捏饺子、打结、拼图等。

（7）髋膝踝作业训练：踏自行车等。

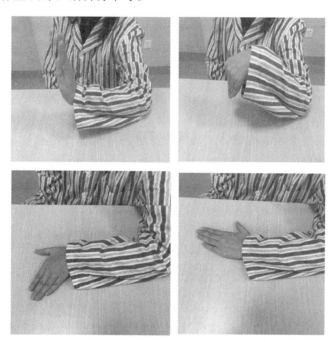

图4-16　腕关节活动

（二）增强肌力的训练

（1）增强上肢肌力的作业训练（见图4-17）：拉锯、刨木、磨砂、推重物、木刻、捏饺子、和面等。

（2）增强下肢肌力的作业训练（见图4-18）：踏功率自行车等。

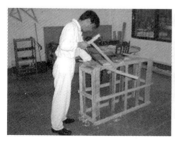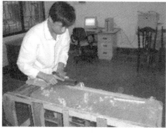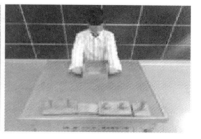

图4-17　增强上肢肌力训练

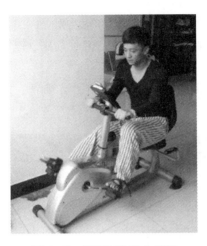

图 4-18 增强下肢肌力训练

（三）ADL 的训练

（1）良肢位的摆放：抬高患肢，有助于肿胀消退；为了使肿胀消退有效，肢体的远端必须高于近端，近端要高于心脏平面。

（2）翻身训练：翻身可以改变对血管的压力，促进血液循环，防止产生压疮、关节挛缩、深静脉血栓形成等，也可以改善呼吸功能，有利于呼吸道分泌物的排出，预防坠积性肺炎的发生。除了特殊部位骨折外，一般卧床患者均应定时翻身，日间每两小时一次，夜间每三小时一次，而脊髓骨折患者需定时行轴样翻身。

（3）转移训练：床-床之间、床-轮椅之间、轮椅-坐便器之间等的转移是一个复杂的动作过程，训练时要注意安全，避免影响骨折固定。

（4）穿衣动作及衣裤改造：除需进行上下肢功能训练外，还可作如下指导：改造衣裤，为了方便穿脱，不穿套头衫，上衣不用扣子，改用拉链或尼龙搭扣，裤子不用腰带，改用松紧带，不穿系带鞋，以简化操作。穿上衣时先穿患侧袖，再穿健侧袖。穿套头衫时，可用健侧手帮助提领口，从头上套下，脱衣服时顺序相反。

三、传统疗法

老年骨折后多以静养和中医养生为主，并辅以精神、情绪养生。

思考题

1. 老年骨折患者的主要功能障碍有哪些？
2. 老年骨折患者的评定方法有哪些？
3. 老年骨折患者的康复治疗方法有哪些？

本章参考文献

[1] 杨艳，李树伟，上朝江. 中西医结合康复治疗对老年股骨粗隆间骨折患者康复效果的影响 [J]. 贵州医药，2021，45（12）：70-71.

[2] 何玉莲，陈嘉. 老年髋部脆性骨折术后康复期患者照护需求量表的编制 [J]. 护理学杂志，2021，36（24）：81-84.

[3] 刘岭，程海荷，戴银屏. 功能锻炼路径配合加速康复外科理论对老年髋部骨折患者的护理效果分析 [J]. 沈阳药科大学学报，2021，38（S2）：98，100.

[4] 易萍萍. 助行器联合综合康复护理对老年股骨颈骨折患者术后康复及步行能力的影响 [J]. 医疗装备，2021，34（22）：172-173.

[5] 周光新. 别让误区耽误了骨损伤康复 [J]. 江苏卫生保健，2021（11）：45.

[6] 王德秀，林桦，张婷，易小苏. 自编康复操在老年髋部骨折病人术后康复中的应用 [J]. 循证护理，2021，7（15）：59-61.

[7] 何凌燕. 老年股骨颈骨折康复护理小常识 [J]. 人人健康，2021（21）：96.

[8] 薛冬霞，曾杰. 渐进式康复护理对老年骨折患者术后康复的影响 [J]. 保健医学研究与实践，2021，18（5）：147-150.

[9] 周红艳，闫林平，周颖，等. 中医适宜技术综合治疗干预对老年髋部骨折术后康复的影响 [J]. 河北中医，2021，43（8）：3-6.

[10] 夏逸飞，朱玉连，王卫宁. 骨科-康复一体化理念下物理治疗对老年股骨干骨折术后的康复效果 [J]. 上海医药，2021，42（15）：32-35.

[11] 严嘉祥，陈柯，田可为，等. 中医药在老年股骨粗隆间骨折快速康复中的应用 [J]. 现代中医药，2021，41（4）：17-21.

[12] 徐小东，王颜华，司徒炫明，等. 综合康复治疗对老年股骨转子间骨折患者术后功能的影响研究 [J]. 中华创伤骨科杂志，2021，23（6）：543-547.

[13] 任敏. 优质康复护理在老年股骨颈骨折护理中的应用效果分析 [J]. 山西医药杂志，2021，50（8）：83-85.

第五章　老年骨关节炎的康复

知识目标

掌握老年骨关节炎的日常康复方法；
熟悉老年骨关节炎的康复评定方法及注意事项；
了解老年骨关节炎的临床表现及功能障碍。

技能目标

具备对老年骨关节炎患者进行日常康复的能力。

老年骨关节炎又称骨关节炎、退行性关节炎，是一种由多种因素引发的以关节软骨的变性、破坏及骨质增生为特征，关节疼痛和功能受损为临床表现的慢性、进行性关节疾病。老年骨关节炎主要影响负重大、活动多的关节，如膝关节、髋关节、脊柱关节和远端指间关节。

老年骨关节炎是老年人的常见病，发病率和患病率与年龄显著相关，女性发病率高于男性，10%~30%的患者会出现明显的疼痛和失能。随着社会老龄化，全世界骨关节炎的患病率为：60 岁以上人群患病率可达 50%，75 岁以上人群可到 80%，老年人几乎都患有不同程度的骨关节疾病，但在 80 岁以后发病率不再升高。在美国，老年骨关节炎成为仅次于缺血性心脏病的第二大导致失能的病因，该病的最终致残率约为 53%。

第一节　老年骨关节炎的临床表现及功能障碍

骨关节炎的临床特点是起病缓慢，早期常无明显主观症状，当病情发展到一定阶段时，会出现关节疼痛、僵硬、肿胀、畸形、活动时有响声等症状和体征。大多数情况下为单个或少数几个关节发病，表现为非对称性多关节骨关节炎，也可见对称的关节病变或合并软组织肿胀和渗出。

一、关节疼痛和压痛

这是老年患者最常见的临床表现，通常局限于受累关节，多为定位不明确的深部疼痛，呈钝性、弥漫性或关节酸胀感。疾病早期，疼痛多在关节过度使用或活动后会出现，休息后减轻。随着病情进展，可出现持续性疼痛或夜间痛，病情严重时出现撕裂样或针刺样疼痛。疼痛常与天气变化有关。关节局部有压痛，膝关节常常在内侧间隙有压痛，髋关节炎可能会导致髋部或者腹股沟大腿内侧处有压痛，脊柱的骨关节炎可能会导致颈肩部或者下腰部疼痛。

二、关节僵硬

关节僵硬也称晨僵，发病初期，老年患者早晨起床时会感到关节僵硬及发紧感，特别常见于手指间关节，活动后逐渐缓解。脊柱骨关节炎患者，从坐位到站立行走时有腰部僵硬的现象，开始行走后缓解。关节僵硬在气压降低或空气湿度增加时加重，持续时间一般较短，常为几分钟至十几分钟，很少超过 30 分钟。

三、关节肿胀

关节肿胀在小关节比较明显，如手部关节肿大变形，在远端指间关节形成的骨性隆起，称之为海伯顿结节（Heberden's nodes），而近端指间关节形成的关节肿大，称之为布夏达结节（Bouchard's nodes）。部分大关节如膝关节因骨赘形成或关节积液也会造成关节肿大，浮髌试验呈阳性。受累关节可因屈曲挛缩、对线不良、半脱位、关节膨大等导致关节畸形。

四、关节摩擦音或摩擦感

其常见于病程较长的患者。关节面因软骨受损变得粗糙，不规整，甚至关节面破裂及骨赘破碎，在关节腔内形成游离体，故在关节活动时可听到"嘎吱嘎吱"的摩擦声，查体时可能会有骨摩擦感，多见于负重关节如髋关节、膝关节等。

五、关节活动受限

老年骨关节炎早期，表现为关节活动不灵，以后逐渐发展为关节活动范围减小，还可能因为关节内游离体或者软骨碎片在活动时出现"交锁现象"，表现为关节活动受限或伴有疼痛。骨关节炎导致关节破坏严重，老年患者受累关节在负重位或者非负重位活动范围明显受限，如髋关节的外展、外旋、屈曲受限，膝关节屈伸受限，颈椎腰椎屈伸活动受限，有时伴有疼痛。

第二节　老年骨关节炎的评定及操作的注意事项

根据老年骨关节炎导致的功能障碍，康养师主要对感觉功能、运动功能、平衡功能以及日常生活活动进行康复评定。

一、功能评定

（一）感觉功能评定

感觉功能评定主要对疼痛进行评定，评定方法主要有两类：直接评痛法和综合评痛法。前者主要包括视觉模拟评分法（VAS）、数字评分法（NRS）、语言评价量表（VRS）等，后者有 McGill 疼痛评分表。目前国内外均以 VAS 的应用最为广泛。除主观疼痛外，还有压痛积分法，即根据检查压痛时患者的表现进行评定，具体评分标准为：0 分无压痛；1 分轻压痛；2 分明显压痛；3 分重度压痛，按压时有退缩反应。

（二）运动功能评定

1. 关节活动度评定

关节活动度评定可分为主动关节活动度与被动关节活动度。目前国内外应用的测量方法，均使用通用量角器进行，测量时，让受试者处于一定的体位，固定轴心，确定固定臂与移动臂后，让受试者做相应的关节运动，并对其移动度数进行测量。测量时应分别对主动及被动活动进行测量，以明确受限原因。

2. 肌力评定

目前肌力评定按照是否使用器械可分为徒手肌力评定与器械肌力评定；按照肌肉收缩类型可分为等长肌力评定、等张肌力评定与等速肌力评定。徒手肌力评定应用简便，是使用最为广泛的一种肌力评定方法。对手指和腕关节骨关节炎的患者可以利用握力计来评定手和前臂肌力。

（三）平衡功能评定

髋、膝、踝关节炎患者的疼痛常常影响生物力线及负荷平衡。其他部分关节畸形患者由于异常步态同样影响生物力线及负荷平衡。老年人罹患神经系统疾病导致平衡功能降低也可能导致关节炎的发生。所以平衡功能评定非常重要，建议采用专业平衡评定设备。

（四）日常生活活动能力评定

对于早期骨关节炎患者，日常生活活动能力一般不受影响，但严重的骨关节炎患者的日常生活常常受到影响，如不能行走、上下楼梯、上厕所等。此时康养师应对患者进行日常生活活动能力的评定，一方面了解其日常生活活动能力，另一方面可以根据评定的结果判断患者是否需要他人的照料。临床上最常用的量表是改良的 Barthel 指数。

（五）社会参与能力评定

老年骨关节炎导致的关节结构异常、功能障碍及活动受限，可影响患者的工作、社会交往及休闲娱乐，降低患者生活质量，因此，根据患者情况对其进行社会参与能力的评估十分重要，如职业评定、生活质量评定等。

第三节　老年骨关节炎的日常康复技术

一、物理治疗

（一）物理因子治疗

1. 冷疗

冷疗是将低于人体温度的物理因子作用于患处，使皮肤和内脏的血管收缩，改变人体局部或全身血液循环和新陈代谢状况，达到治疗目的的一种方法。

（1）治疗作用：降温；止痛；止血；减轻炎性水肿和渗出；缓解肌痉挛。

（2）禁忌症及慎用范围：禁忌症——对冷冻敏感或过敏者，对冷耐受低下者；冷球蛋白血症；雷诺综合征；再生的周围神经、皮肤感觉障碍。慎用范围——高血压；枕后、耳廓、阴囊、心前区、腹部和足心慎用。

（3）化学冷敷袋或冰敷袋（见图5-1、图5-2）：用化学冷敷袋或冰敷袋外敷作用于人体受伤部位，此方法不受受伤部位、场所和时间限制。不同形状的冷敷袋，适用于不同治疗部位，包括肩关节、膝关节、手关节、踝关节等，其冷刺激效应没有冰块按摩法明显，相对较舒适，且操作方便，在临床已广泛使用。

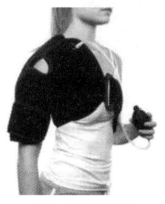
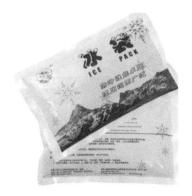

图5-1　化学冷敷袋　　　　　　　　图5-2　冰敷袋

①材料设备：化学冷敷袋的外壳一般为乙烯基塑料，有不同的尺寸及形状，内部填充

硅胶或食盐水和明胶的混合物。患者在家中也可以自制冰敷袋，在装有水的袋子里放入碎冰块。而冰敷袋冷刺激相对较强。

②操作方法。

第一，准备物品齐全，将化学冷敷袋放在冰箱冷却备用。

第二，暴露治疗部位，自制冰袋用干毛巾包裹后置于治疗部位并固定。

第三，在治疗过程中注意询问患者的感觉。如有不适，检查治疗部位皮肤的颜色，如发现皮肤变紫或变蓝则应立即停止治疗。总时间控制在15~20分钟/次。

第四，治疗结束，检查皮肤的情况。

③注意事项。

第一，如使用自制冰袋，治疗时要垫毛巾，以防冻伤。

第二，如使用的化学冷敷袋有加压功能，进行加压冷疗时，应避开主要神经分布区域，以免损伤神经。对皮下脂肪较少的部位如手部、颈部等治疗不宜加压过重。

（4）控制型冷压缩仪。

控制型冷压缩仪（见图5-3）通过一个主机交替地抽吸冷水进入绑在身上的束套内，通过水循环提供温控下的连续冷却效果，冷水的温度可以控制（1~34℃），不易产生冻伤。束套的形状也很多，适用于不同治疗部位。束套比较柔软，可最大限度均匀地覆盖患肢，应用灵活方便。

控制型冷压缩仪对于减轻患者疼痛、肿胀优于冰敷袋，因为其柔软，与皮肤贴合性好、温度可控，患者易于耐受。

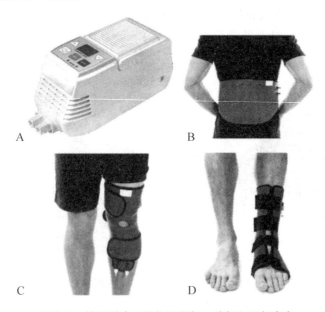

图5-3　控制型冷压缩仪和腰部、膝部和踝部束套

①材料设备：控制型冷压缩仪由主机和束套组成，主机里有水箱，主机可以设置水的温度，水箱里的水经过降温后，通过抽吸管道，流入束套内，然后将束套固定在治疗部位，束套可隔着衣服或薄板完全贴在皮肤上。

②操作方法：基本同化学冷敷袋，只是治疗时其主机必须和束套相连，以便通过水循环始终保持所需温度。

③注意事项：同化学冷敷袋。

（5）冷喷雾剂。

冷喷雾剂（见图5-4）治疗是将氯乙烷和氟化甲烷喷射于治疗部位的冷疗方法。

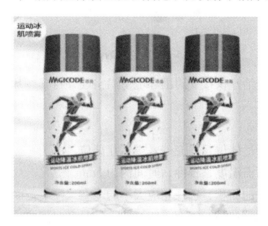

图5-4 冷喷雾剂

①材料设备：将氯乙烷或氟化甲烷用高压压缩于瓶中，使用时利用喷射器将氯乙烷或氟化甲烷以30~40cm的距离喷雾于患部，使患部迅速降温，达到冷疗的目的。

②操作方法。

第一，使患者处于舒适体位并暴露治疗部位。

第二，检查治疗部位。若冷喷剂使用于靠近脸部位置，需覆盖患者的眼、鼻、口部。

第三，使用喷雾前先摇晃喷雾剂，喷头对准部位，距离30~40cm，打开保险片，按下喷头。

第四，液体与治疗部位呈30°的夹角，以10cm/s的速度移动喷射。

第五，每次喷射8~10s，至皮肤出现一层"白霜"，间隔20s后可重复喷射。

③注意事项：脸部治疗时注意防止喷入患者眼、鼻、口部，一个部位短时间内重复喷射一般不超过3次，以防冻伤。

（6）冷空气疗法。

冷空气疗法是通过重型压缩机产生的冷空气，作用于损伤部位的冷疗方法。冷空气治疗仪见图5-5。

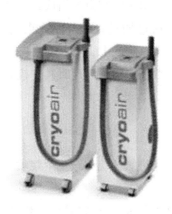

图 5-5　冷空气治疗仪

①材料设备：冷空气治疗仪接受周围环境室温空气并将其冷却至 $-32\sim-60℃$，然后通过喷嘴将冷空气喷出。

②操作方法。

第一，将患者置于舒适体位，并充分暴露治疗部位。

第二，开机，设置所需温度，预冷，时间约为 5min。

第三，根据治疗部位的面积，选择相应大小的冷空气喷嘴。

第四，使用空气量调节钮和时间调节钮调节空气量和时间。

第五，以 10cm 左右的距离对需要治疗的关节进行喷射，可以来回喷射，或小范围短时间固定在治疗部位。

③参考操作参数。

膝骨关节炎：温度选择 $-15\sim-20℃$，1cm 直径喷射孔，距膝关节 $5\sim10cm$。冷疗时间为 9 分钟/次，为避免局部冻伤，具体实施分 3 段进行，即每治疗 3min 后间歇 3min 再复治疗。1 日 1 次，10 次为 1 疗程，一般治疗 $1\sim2$ 疗程。

④注意事项：脸部治疗时注意防止冷空气喷入患者眼、鼻、口部。

2. 高频电疗法

医学上将不能引起神经、肌肉兴奋的频率大于 100kHz 的交流电称为高频电流，应用高频电流作用于人体治疗疾病的方法，称为高频电疗法。如短波和超短波（超短波的操作参照第四章第三节物理因子治疗部分）。

短波疗法：应用波长为 $10\sim100m$ 的高频震荡电流作用于人体治疗疾病的方法，称为短波疗法。短波治疗仪见图 5-6。

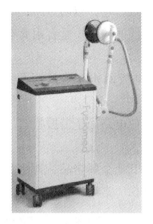

图 5-6 短波治疗仪

（1）治疗作用：改善血液循环；加强组织修复；解痉止痛；增强免疫力。

（2）禁忌症和慎用范围：同超短波。

（3）治疗剂量：治疗的疗程依病程不同而异。急性炎症治疗时使用无热量，每次治疗时间 5~10min，每日 1~2 次（两次间隔时间大于 6~8h），1 个疗程 7~10 次。亚急性疾病治疗时使用微热量，每次治疗时间 10~20min，每日 1 次，1 个疗程 10~20 次。治疗慢性疾病使用温热量，每次治疗 10~20min，每日 1 次，1 个疗程 20 次。

（4）操作方法同超短波。肩部和肘部操作示意图见图 5-7。

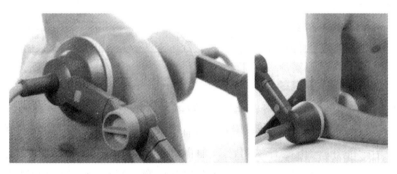

图 操作示意图（肩部和肘部）

（5）注意事项。

①治疗室需用木质地板、木质床椅，室内应减少金属管道，如有需要用隔离罩加以隔离，治疗仪必须有安全接地线。治疗室应远离其他易受高频干扰的仪器。

②治疗前要去除患者身上所有金属物（如饰品、金属扣、钥匙、各种磁卡、手机等），体内有金属物时要采用电容电极特殊设定的电极摆放方法，使用最小剂量。

③治疗部位应保持干燥，潮湿的衣物、伤口的湿敷料应去除，汗液、泪液、伤口的分泌物应擦拭干净。大小便控制障碍患者，在下腹部治疗前应排空大小便。

④电极及电缆线不能交叉接触或打卷，以防短路；电缆、电极板、电线与皮肤间均需垫以衬垫，以免烫伤。治疗输出电线间的最短垂直距离不能小于治疗电极板间的最小垂直距离。

⑤电极面积应略大于病灶，电极面积：病灶面积＝1.2∶1为宜，且电极板与体表平行。

⑥每次治疗必须调节谐振钮，使电路处于谐振状态，如每次变动输出或间隙，都需再调谐一次。

⑦治疗中患者不能触摸仪器、其他金属物品、其他人肢体，康养师需经常询问患者的感觉，尤其是感觉障碍者，以免烫伤。常用三种高频电疗的特点见表5-1。

表5-1　常用三种高频电疗的特点

项目	短波	超短波	微波
波长	10~100m	1~10m	1mm~1m
频率	3~30MHz	30~300MHz	300~300 000MHz
电力线分布	较深透均匀	深透均匀	较浅，局限
输出元件	电缆	电容电极	辐射器
作用深度	稍深，可达皮下与浅层肌肉	较深，可达肌肉、内脏、骨	毫米波：极表浅，只达<1mm
剂量	主要依据患者感觉	主要依据患者感觉	计算单位为W
治疗技术	电缆法为主	电容法为主	辐射法
主要适应症	慢性、亚急性炎症	急性、亚急性炎症	急性、慢性炎症

另外，经皮神经电刺激可缓解骨关节疼痛（操作参照第二章第三节物理因子治疗部分）；温热疗法可使局部温度升高、血液循环加快、促进炎症消除及改善肌腱柔韧性，缓解肌肉痉挛，常用的有石蜡、湿热敷和红外线治疗法（操作参照第二章第三节和第三章第三节物理因子治疗部分）。电磁疗法可改善血液循环，对骨关节炎关节肿胀、疼痛有效；超声波疗法可松解粘连、缓解肌肉痉挛和改善局部代谢（操作参照第四章第三节物理因子治疗部分）。

（二）运动疗法

运动疗法具有独特的优势，很多临床治疗可以缓解疼痛，但不能减轻残疾的程度，运动疗法却能够针对导致残疾的因素，减轻残疾，长期运动还可以获得增强体质，减轻体重等益处。运动疗法是康复治疗计划的重要组成部分，对增强肌力和全身耐力，保持或恢复关节活动范围、改善关节功能及预防和减轻骨质疏松具有重要作用，是老年骨关节炎三级预防的重要组成部分。运动疗法训练包括有氧运动、肌力训练、关节活动度训练等。

1. 有氧运动

对于老年骨关节炎患者而言,有氧运动训练原则是不能对患者的关节造成二次损害,训练多采用低能量运动方式如室内外骑自行车、划船、游泳等。室内外骑车运动是非常适合老年骨关节炎患者的有氧运动,这种低强度的运动可以有效锻炼大腿肌肉,进而改善患者步行功能。此外,循证医学证据表明,专业指导对治疗效果有明显影响。患者在指导下进行有氧运动的效果要好于没有指导下的有氧运动,因此,由医生协助患者制定个性化锻炼计划并督导执行,让患者坚持运动,效果更好。另外,患者应将训练与日常生活活动相结合,如日常行走计划,能获得更佳的远期疗效。

2. 肌力训练

肌力下降与老年骨关节炎密切相关,以往理论认为是骨关节的疼痛或者失用,会导致相关肌力下降,新的理论却认为,肌力下降可能是骨关节炎的致病因素。肌力训练可以减轻骨关节炎患者的疼痛,还可以减少残疾的发生。肌肉力量训练适用于骨关节炎的亚急性期或慢性期。髋骨关节炎患者,应以髋关节外展肌群的力量训练为主;而膝骨关节炎患者,应以股四头肌肌力训练为主。

肌力训练根据不同的运动方式有不同的分类。

①闭链运动和开链运动。闭链运动是指肢体远端固定的运动,如在平地捡拾物品。开链运动是指肢体远端不固定的运动,如仰卧在床,双下肢在空中模仿蹬自行车的动作。开链运动能够增加关节内的剪切力,会加重骨关节炎的症状,因此老年骨关节炎患者在训练中可更多采用闭链运动方式。

②等长肌力训练和等张肌力训练。等长肌力训练不会增加关节内压力,对关节的伤害小,适用于不能耐受关节重复运动或者慢性期骨关节炎患者。其缺点是运动功能获益较小,因此等长肌力训练往往与其他训练方式联合使用。等张运动分为向心性和离心性等张收缩,离心性等张收缩增加肌力更快,缺点是可能产生二次损伤,所以老年骨关节炎患者应尽量在无痛范围内应用向心性等张收缩活动,从而增加其肌力和关节活动范围。肌力训练见图5-8。

总之,对老年骨关节炎患者而言,最有益的运动方式是闭链运动和等张运动。如果不能完成,其也可选择难度较低的等长运动,然后逐渐过渡到闭链运动、开链运动、等张运动。

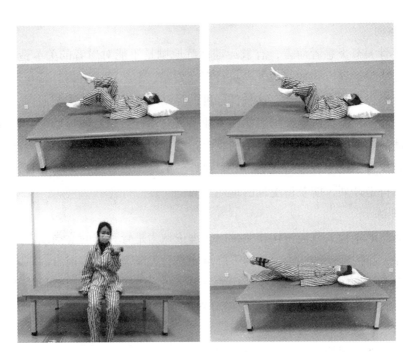

图 5-8　肌力训练

3. 关节活动度训练

关节活动受限是老年骨关节炎患者常见的临床症状，髋骨关节炎的典型症状是首先出现关节内旋障碍，继之出现外展和屈曲受限；膝骨关节炎常常表现为伸膝困难，屈膝也可能受限。关节僵硬不仅累及关节，还严重影响患者的功能活动。骨关节炎患者改善关节活动度采用的技术包括被动活动、牵伸训练和关节松动术。①关节被动活动从患者能够耐受的范围内轻轻地活动开始，避免引发强烈的疼痛，以防止活动范围的进一步丧失。②在被动活动之后可以进行牵伸训练，牵伸训练的要点如下：缓慢、轻柔、持续的拉伸；每次牵伸的保持时间为 20~40 秒；避免突然地、暴力性地牵伸以免造成骨关节炎的恶化；个性化地选择恰当的肌群进行牵伸，对髋关节和膝关节骨关节炎患者来说，股四头肌、健屈肌和腘绳肌的牵伸训练非常重要。③关节松动训练，在骨关节炎急性期，当关节肿胀、疼痛明显时可采用关节松动Ⅰ、Ⅱ级手法；骨关节炎慢性期伴有关节僵硬和关节周围组织粘连、挛缩时可采用关节松动Ⅲ、Ⅳ级手法。另外，患者如果存在平衡和本体感觉障碍，负重活动时关节所承受的冲击力会增大，从而加重老年骨关节炎病情，但是可以确定的是，平衡训练和敏感性训练可以促进日常活动能力改善。

总之，老年骨关节炎患者运动疗法应遵循个体化运动方案。康养师应根据患者的健康状况、个人意愿喜好、运动形式有效性和安全性，制定个体化运动方案。虽然对于老年骨关节炎患者运动训练的训练量仍然没有公论，但我们建议起始采取每天 30 分钟的低中度有氧训练方案，循序渐进；其次应遵循综合运动训练方案原则，即将肌力训练、有氧训练和关节活动度训练的方法结合到一起进行，将单独训练、小组训练或者居家训练结合到一起，将运动训练与日常生活活动相结合，不拘泥于训练形式，争取最佳治疗效果。

二、作业治疗

作业疗法可以缓解由老年骨关节炎引发的疼痛、功能障碍和肌无力，康养师临床上通常采用关节保护技术、能量保存技术、辅助器具等对患者进行治疗。

（一）关节保护技术

关节保护技术是老年骨关节炎患者作业疗法的一个重要目标，柔韧性、本体感觉和力量的最优化有望减轻关节的压力，减少对关节的冲击以及将关节活动最大化。其应遵循的原则是：①维持肌力和关节活动度，重视关节疼痛，当关节疼痛时应停止活动，使关节充分得到休息；②避免受累关节的活动，避免可能引起畸形的体位和力量；③尽可能使用最大和最强壮的关节来做事情，负重时要求负重关节处于最稳定的解剖和功能平面上；④采用正确的运动模式，避免长时间保持一个姿势，保持活动和休息的平衡，避免长时间制动，同一姿势不宜持续 1 小时以上；⑤使用合适的辅助器具和矫形装置。

（二）能量保存技术

老年骨关节炎患者由于关节疼痛、僵硬、肌肉无力，体力消耗要比健康人大得多；加之患者心肺耐力差，又常伴有疲劳、倦怠和体能不足，因此在活动中如何节省能量，如何提高效率，对老年骨关节炎患者独立活动十分重要。

能量保存技术是指改变患者的习惯和环境，使患者能以最小的能量消耗来完成绝大部分的活动。

其治疗的目的不是降低患者的活动水平，而是在维持活动水平不变的前提下尽可能提高活动效率，尽可能提高患者的独立活动能力和生活质量。

治疗原则：①预先做好计划，合理组织要进行的活动和工作，优化工作流程，避免不必要的能量消耗；②开始工作前，做好前期准备工作，准备好所需的一切物品，组织安排好居家环境和工作场所中的相关设施并做适当的分类，避免频繁起身坐下；③简化活动，去除多余工作，将工作合并，使用轻质量的用具或者工具，使用容易清洗的餐具，穿着易于穿脱的衣服；④尽量坐着工作，因为站着工作比坐着工作多耗费 25% 的体能，尽量在重力辅助下工作，而不是抗重力工作，活动时放慢节奏；⑤使用省力的、合适的设施和辅助器具减少自身能量消耗，如使用拐杖、电器等；⑥养成工作中间歇休息的习惯，在疲劳出现之前停止工作，注意频繁而有计划的休息。

（三）环境改造

对患者的生活环境依据患者的自身情况加以改造，太高的阶梯、太陡的斜坡都可能造成问题；阶梯、地板必须加装防滑设施，浴室和厕所加装扶手。对于使用助行器的患者，地面不宜铺设地毯，以防阻力太大而发生摔倒。对于使用轮椅的患者，门的宽度应该大于90cm，以利进出。

三、传统疗法

（一）推拿手法

推拿治疗主要手法以按揉法、弹拨法、摇法等。

患者仰卧位，医者先以点法点按以上穴位，后以按揉法、拿捏法作用于大腿股四头肌及膝髌周围，直至局部发热为度。然后医者站在患膝外侧，用双拇指将双髌骨向内推挤，同时垂直按压髌骨边缘压痛点，力量由轻逐渐加重。最后用单手掌根部按揉髌骨下缘，反复多次。做完后医者做膝关节摇法，同时配合膝关节屈伸、内旋、外旋的被动活动，最后在膝关节周围行擦法结束。

（二）中药外敷治疗

中药外敷治疗是将药物制成膏或散剂，直接敷贴于患处。

利用药物加热后的热能及药物本身的透入，具有双重功效，热能可使皮肤黏膜充血扩张，使药物的有效成分能渗透到关节组织内；所用中药具有活血通络、祛风除湿的作用。两者协同作用可加速局部血液和淋巴液的循环，减轻静脉瘀滞，降低骨内压力，促进关节积液吸收，缓解疼痛和肿胀，从而达到改善关节功能的作用。

思考题

1. 老年骨关节炎患者的主要功能障碍有哪些？
2. 老年骨关节炎患者的评定方法有哪些？
3. 老年骨关节炎患者的康复治疗方法有哪些？

本章参考文献

［1］黄菲菲，徐春香，吴伟伟，等．早期抗阻训练对老年骨关节炎患者全膝关节置换术后运动功能和预后的影响［J］．中国医学前沿杂志（电子版），2020，12（12）：46-49.

［2］王苏嘉，张瀚元，高展．膝骨关节炎病人康复运动治疗依从性的研究进展［J］．全科护理，2020，18（33）：61-65.

［3］王韵璘，陈泓伯，陈洁如，等．基于微信的居家运动干预在老年膝关节骨关节炎患者中的应用效果［J］．中华现代护理杂志，2020，26（27）：88-94.

［4］周莹.预防老年人骨关节炎的家用抗阻训练器设计研究［D］.上海：东华大学，2020.

［5］张蕴铮.中医骨科对老年膝关节骨性关节炎康复疗效［J］.中国卫生标准管理，2020，11（9）：86-88.

［6］孟凡博.骨科康复治疗老年性膝关节骨关节炎的效果分析［J］.中国农村卫生，2020，12（6）：42.

［7］王丽，邓小花.老年骨关节炎患者的康复护理［J］.家庭生活指南，2020（3）：138.

［8］王运龙，赵医琳.中医骨科康复治疗老年骨性关节炎的临床效果观察［J］.中国校医，2020，34（2）：133-134.

［9］刘静.中国老年膝关节骨关节炎诊疗及智能矫形康复专家共识［J］.临床外科杂志，2019，27（12）：5-10.

第六章　老年糖尿病的养生和预防

知识目标

掌握老年糖尿病的预防方法和养生方法；
熟悉老年糖尿病的临床表现及危害。

技能目标

能掌握常见糖尿病的预防方法、操作要点及注意事项；
能对患者进行健康宣教。

第一节　老年糖尿病的临床表现及危害

糖尿病作为一种慢性内分泌疾病，其发病率高，死亡率高，已成为世界性的公共卫生问题，预计到 2040 年全球糖尿病患病人群将会增加到 6.42 亿，其中 90% 以上为 2 型糖尿病。中国则是全球糖尿病患病人数最多的国家。随着人口老龄化的加快，在老年人群中，尤以高龄老年（≥80 岁）糖尿病患病率最高，其发生心脑血管疾病、认知障碍、肾功能不全、骨折、疼痛、截肢等慢性并发症的风险远高于其他年龄段，从而导致患者致死率、致残率升高。故我们应重视其临床特点，及早防治。糖尿病的流行趋势见图 6-1。

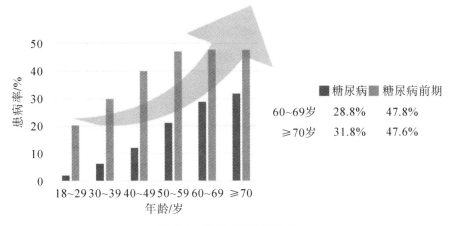

图 6-1   糖尿病的流行趋势

一、老年糖尿病的临床表现

老年糖尿病起病隐匿，易漏诊，虽然餐后血糖已有升高，但仅有一些非特异性症状如乏力、视力模糊、外阴瘙痒等，也常常以并发症为首发症状，如脑血管病、视网膜病变和肾脏病等；易出现低血糖症状，常出现严重的并发症，以心血管及神经病变、泌尿系统感染、肾病、眼病为常见。

（一）2 型糖尿病较多

老年糖尿病绝大多数为 2 型糖尿病，随病程进展，少数患者逐渐需用胰岛素治疗。

（二）症状表现不典型

"三多一少"，即多饮、多食、多尿及体重减少是糖尿病的典型临床表现（见图 6-2），但是老年糖尿病患者常无典型的"三多"症状。

二、老年糖尿病的危害

（一）诊断较晚

老年糖尿病"三多一少"症状不明显，因此许多老年糖尿病患者失去了早期诊断、早期防治的良机。据文献报道，所有糖尿病患者中有 70% 的患者过去不知道自己有糖尿病，而是在体检或糖尿病调查时发现；有的老年糖尿病患者多饮、多尿不明显，但体重下降十分明显，常常被认为是胃肠道疾病、某些慢性消耗性疾病或恶性肿瘤而漏诊；不少患者常以并发症为首发症状，如有的患者因视力下降检查眼底发现有特征性的糖尿病视网膜病变，再经检查而确诊；有的患者因急性心肌梗死、脑血管意外急诊住院时才发现糖尿病。

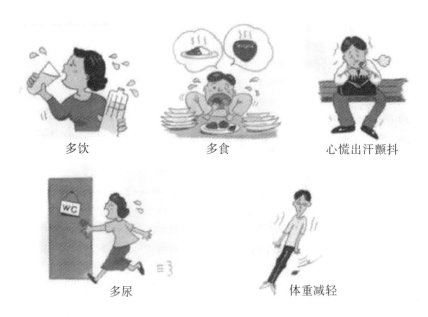

多饮　　　　　　多食　　　　　心慌出汗颤抖

多尿　　　　　　体重减轻

图 6-2　糖尿病的典型症状

（二）并发症多

高渗性昏迷是老年 2 型糖尿病的常见并发症之一，主要见于老年无糖尿病史或有糖尿病但病情较轻的患者。患者主要表现为意识障碍。

低血糖是老年糖尿病患者的常见急性并发症之一。正常空腹血糖为 3.9~6.1mmol/L，低于 2.8mmol/L 称为低血糖症。

糖尿病微血管病变和大血管病变：这是糖尿病特异性的病变，包括糖尿病眼病（视网膜病变）和糖尿病肾病，比较常见。糖尿病患者的大血管病变包括脑血管病变、心血管病变和下肢血管病变，以缺血闭塞性病变为主，如脑梗死、心肌梗死以及下肢疼痛间歇性跛行等。

糖尿病足（见图 6-3）是由于下肢神经、血管病变加上感染而产生的疾病，表现为感染、破溃、坏疽等，病变发展迅速，可深至骨头。

老年糖尿病患者较易感染，并发症为压疮、尿路感染、呼吸道感染以及全身败血症等，临床上比较常见，在处理控制感染方面较无糖尿病的感染复杂。

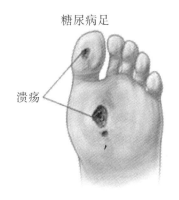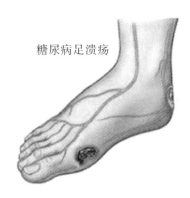

图 6-3　糖尿病足

第二节　老年糖尿病的养生和预防方法

一、养生

糖尿病养生可以归纳为 5 驾马车，分别是指饮食调节、运动、药物治疗（包括胰岛素治疗）、血糖监测以及糖尿病健康教育。饮食调节是指要控制饮食的量，以及少吃含糖分比较高的食物或者甜食。运动是指每天要保持有 30 分钟以上的有氧运动，比如可以选择慢跑、快走、跳高、跳绳、打球等。药物治疗主要包括双胍类、磺脲类以及 α 糖苷酶抑制剂，这三种类型的药物是目前用得比较广泛的。2 型糖尿病患者口服降糖药物效果欠佳的情况下可考虑采取胰岛素进行治疗，而对于 1 型糖尿病的病人，采取胰岛素治疗。糖尿病的健康教育，即鼓励患者多了解一些糖尿病方面的医学知识，这对降低血糖也是有帮助的。糖尿病的养生强调综合运用各种方式，如饮食、运动、药物、糖尿病教育和血糖监测五个方面，以饮食和运动为基础，根据不同的病情予以药物、健康教育和血糖监测等。

（一）饮食调节

正确合理的饮食疗法，不仅可使血糖控制于理想范围，使患者不发生或少发生大的血糖波动，同时可以减少降糖药物的用量。饮食调节包括控制总热量（这是糖尿病治疗的首要原则），营养摄入与分配以及高纤维饮食。合理制定食谱，每天三餐分配为 1/5、2/5、2/5，或者 1/3、1/3、1/3。饮食调节需要注意以下方面的内容。

1. 饮食的原则

膳食多样化，少食多餐，定时定量，合理控制总热量，避免不规律进食，暴饮暴食，多食用粗纤维的食物，如谷类（见图 6-4）、麦片（见图 6-5）等。

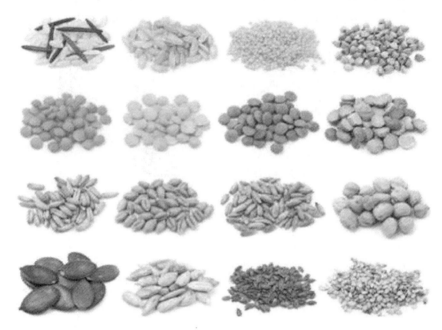

图6-4 谷类

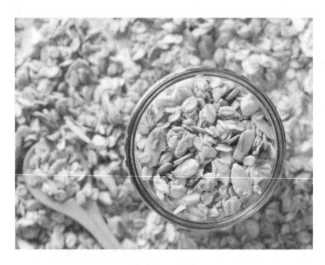

图6-5 麦片

2. 常见的饮食误区

（1）只要不吃糖就行。

不少糖尿病患者以为自己在饮食上不吃含糖量高的食物就可以了。而一些高脂肪、高热的食物照吃不误，这种做法是错误的，其实血糖、脂肪和热量这三者是能够互相转化的，控制总热量摄入才是糖尿病患者最需要注意的。

（2）饭吃得越少越好。

如果糖尿病患者主食的摄入量非常少的话，会引起机体物质代谢紊乱，甚至会引起发病症状，所以糖尿病患者每天至少要摄入主食150~200克。

（3）水果是甜的不能吃。

只要糖尿病患者血糖被控制在一个十分稳定的状态，是可以吃水果的，水果中含有很多可溶性纤维素、维生素和矿物质。不过需要大家注意的是，糖尿病患者吃水果最好是在两餐之间，以及选一些血糖生成指数低的水果，如苹果、樱桃、李子、柚子等。

（4）素食零售可以任意选用。

很多糖尿病者常吃瓜子、花生等零食。其实瓜子、花生的热量极高，15克花生的热量相当于25克米饭。因此，花生、瓜子等脂肪含量高的零食，糖尿病患者尽量不要多吃。

（5）豆制品随意食用或者完全不吃。

有的患者认为豆制品是素食，可以随意食用。而有的患者认为豆制品对肾脏不好，索性完全不摄入。豆制品所含的蛋白质是植物蛋白，每天大量摄入确实会增加肾脏负荷，但豆制品又含有较多的必需氨基酸，因此，糖尿病患者可在肾功能好的前提下，适当摄入豆制品。

上述列举了糖尿病患者常见的五种饮食误区，希望糖尿病患者在平时的饮食中一定要避开这些误区，这样就能够帮助大家很好地控制住血糖，减少一些严重并发症的出现。

3. 科学饮食10细节

（1）粮食要严格按照规定量吃，不能多也不能少，更不能不吃。

（2）每个人对食物的消化吸收和利用有差异，在实际应用中要固定主食，用副食调节体重。

（3）蔬菜中的土豆、白薯、山药、芋头等以淀粉为主要成分，应算主食不算蔬菜。

（4）市场上所谓的无糖食品其实是无蔗糖食品，里面的甜味是甜味剂，但制作食品所用的粮食还是碳水化合物。

（5）甜味剂是非糖食品，一般不会升高血糖。

（6）血糖控制不好时不要吃水果。

（7）坚果类食物主要成分是油，并含有一定量的碳水化合物，故应少吃。

（8）不要限制饮水，要多喝水。

（9）烟有刺激升糖激素释放的作用，需要戒烟。

（10）酒精含热量高易增加体重，容易导致低血糖，所以不要喝酒。

4. 糖尿病饮食的建议

我们可以将食物分成七大类：谷薯类（主食）、蔬菜、水果、油脂、肉蛋、豆制品及乳类、坚果。对于糖尿病患者，每种都要吃，但是吃多少、如何吃，却是一件相当讲究的事。

（1）谷薯类（主食，见图 6-6）。

分量：每餐主食一个拳头大小，一天 275 克

选择：粗细搭配，提倡低血糖指数主食。杂粮杂豆占 1/3 以上；尽量避免单一的精制米面主食定量，按需摄入主食是膳食中占主要地位的食物，是大米、面粉及各种杂粮的总称。全谷物、杂豆类宜占主食摄入量的三分之一全谷物是未经精细加工或虽经碾磨/粉碎/压片等方式处理后，仍保留了完整谷粒所具有的胚乳、胚芽、麸皮等组成及其他天然营养成分的谷物。杂豆类是富含淀粉的豆类食物，指包括红小豆、绿豆、芸豆、花豆等除大豆以外的豆类。全谷物和杂豆类精制谷物含有更多的膳食纤维、B 族维生素、植物化学物及较低的血糖指数。研究显示，每日饮食中用糙米替换 50g 白米可显著降低糖尿病的发病风险。用 50g 或 100g 燕麦分别代替部分谷物主食可显著降低肥胖的 2 型糖尿病患者空腹血糖、餐后 2 小时血糖、HbA1c、甘油三酯、胆固醇以及体重。每日摄入 2 餐糯糙米有助于降低糖尿病患者的餐后血糖、HbA1c 和甘油三酯水平，并增加胰岛素敏感性，有利于控制体重。单独或随餐摄入杂豆类可降低膳食低血糖指数，增加膳食纤维的摄入，增加饱腹感，减少食物摄入量，从而有助于改善中长期血糖控制和体重控制。

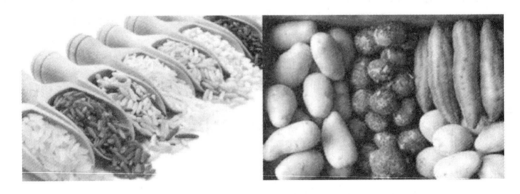

图 6-6　谷薯类主食

（2）蔬菜（见图 6-7）。

每天 500g 左右蔬菜，深色蔬菜占 1/2 以上。糖尿病患者的每日蔬菜摄入量不宜低于 500g。注意蔬 菜烹调方式的选择，避免烹调油摄入过量。

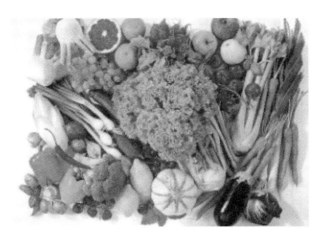

图6-7　蔬菜

（3）水果（见图6-8）。

每天100g左右为宜，以低血糖指数水果为宜，如香蕉、橘子。两餐之间适量选择水果，以低血糖指数水果为宜。注意合理安排食用水果的时间，可选择两餐中间或者运动前、后吃水果，每次食用水果的数量不宜过多。

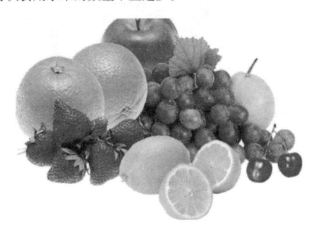

图6-8　水果

（4）油脂（见图6-9）。

每日烹调油使用量宜控制在30g以内，烹调油摄入过多会导致膳食总能量过高，从而引起超重及肥胖，对血糖、血脂、血压等代谢指标 不利。因此，糖尿病患者应注意选择少油的烹调方式，每日烹调油使用量宜控制在30g以内。高盐饮食增加糖尿病发病风险，糖尿病患者要注意降低食盐用量，培养清淡口味，食盐用量每日不宜超过6g。同时，注意限制酱油、鸡精、味精、咸菜、咸肉、酱菜等含盐量较高的调味品或食物的摄入。

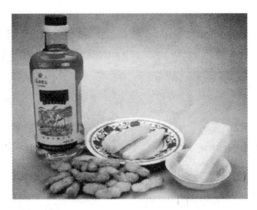

图 6-9　油脂

（5）肉蛋（见图 6-10）。

蛋类是膳食中优质蛋白质的良好来源，富含卵磷脂、胆碱、甜菜碱、硫醇、类胡萝卜素、维生素及矿物质等，所含微量营养素主要集中在蛋黄中。每天不超过一个鸡蛋，而每天超过 1 个鸡蛋会增加糖尿病患者心血管疾病的发病风险。

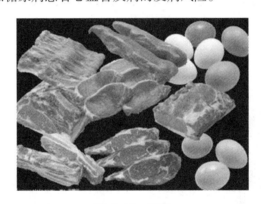

图 6-10　肉蛋

（6）豆制品及乳类（见图 6-11）。

每日建议摄入奶类 300ml 左右。蛋白质是牛奶中含量最丰富的营养素，与其他动物来源蛋白质不同，牛奶及其制品可降低 2 型糖尿病发病风险。酸奶经过发酵，更容易被人体消化吸收。研究显示，与普通酸奶相比，每天补充强化益生菌的酸奶 300g，2 型糖尿病患者的空腹血糖、HbA1c、总胆固醇和低密度脂蛋白胆固醇水平显著降低。值得注意：选择酸奶时应选择不含蔗糖和蜂蜜的原味酸奶。

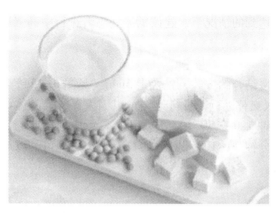

图 6-11 豆制品及乳类

（7）坚果（见图 6-12）。

建议每日摄入大豆及坚果类 30~50g。大豆及豆制品的蛋白质含量高达 35%~40%，属于优质蛋白，其脂肪以不饱和脂肪酸为主，含有丰富的 B 族维生素、维生素 E 和钙、铁等，还含有大豆异黄酮、大豆低聚糖、大豆卵磷脂等其他有益健康的成分。坚果营养丰富，脂肪含量高，以不饱和脂肪酸为主，还含有植物固醇、精氨酸、膳食纤维及钾、钙、镁等矿物质，适合作为零食加餐食用。

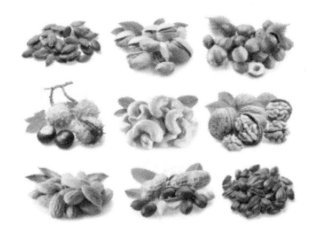

图 6-12 坚果

（二）运动

运动养生的目的是提高肌肉对葡萄糖的利用率，降低血脂，降低血糖水平，增强抵抗力，促进健康，预防和控制感染及其并发症的发生。

运动疗法的原理是增强体能，控制血糖，维持正常体重，降低血脂水平，增强心、肺功能，改善神经功能及精神状态，预防并发症。

1. 中等强度有氧运动

有氧运动可有效消耗糖和脂肪，从而帮助我们降低血糖。在安全范围内，如无其他身体病症，且运动能力可达到的情况下，建议糖尿病患者进行中高强度的运动。中等强度有氧运动主要包括以下内容：

（1）快慢步行。

步行速度可采取快慢结合的方式，先快走5min（见图6-13），再慢走5min（见图6-14），然后再快走，依次交替进行，步行速度可以因人而异，身体状况较好的轻度肥胖患者，可快速步行，每分钟120~150步；不太肥胖者可中速度步行，每分钟110~115步；老年体弱者可慢步，每分钟90~100步。开始每天半小时即可，以后逐渐加大到每天一小时，可分早晚两次进行。

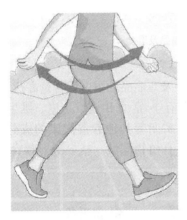

图6-13　慢步行

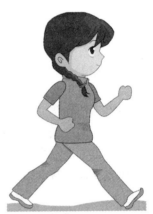

图6-14　快走

（2）慢跑。

慢跑亦称为缓步、缓跑或缓步跑（见图6-15），是一种中等强度的有氧运动，目的是以较慢或中等的节奏来跑完一段相对较长的距离，以达到热身或锻炼的目的。建议每周3次以上，每次30分钟以上，患者应根据个人身体情况灵活选择。

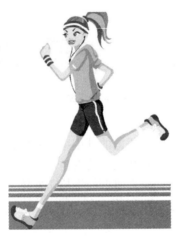

图6-15　慢跑

（3）竞走。

竞走（见图6-16）是两腿交互迈步前进，与地面保持不间断的接触，在任何时间都不得两脚同时离地的运动项目，其可以有效训练人体的耐力，促进身体各部位的协调运动，有效释放压力，起到很好的运动减肥效果。患者应根据个人状况适当选择运动量。

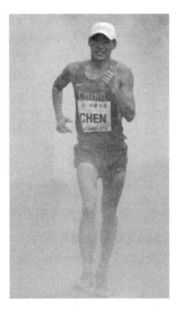

图6-16　竞走

（4）长距离游泳。

人在水中游泳（见图6-17），两臂划水的同时两腿打水或蹬水，可以使全身的肌肉得到良好的锻炼。另外，游泳时，在相同温度的情况下，人体在水里散失热量比在空气里快20多倍，可以有效地消耗热量。所以身体在水中运动消耗的能量比陆地上多。这些能量的供应要靠消耗体内的糖和脂肪来补充。患者经常进行游泳运动，可以逐渐去掉体内过多的脂肪，从而防止肥胖，有效控制体重。建议每周游泳至少一次。

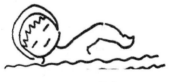

图6-17　游泳

（5）骑自行车。

自行车是一种非常健康的代步工具。骑自行车（见图6-18）是一种很好的锻炼身体的方式。患者应根据身体情况和兴趣进行。此项运动没有具体的要求。

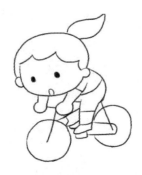

图 6-18　骑自行车

（6）打太极拳（见图6-19）。

国外科学家指出，练15分钟太极拳后，免疫细胞有明显提高。这证明太极拳可提高机体的免疫功能，起到药物不易达到的效果。如条件允许，患者可以选择每日晨起后或者傍晚前练15~30分钟。

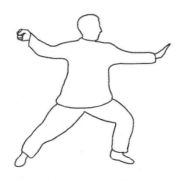

图 6-19　打太极拳

（7）跳绳。

跳绳（见图6-20）是一项有效的减脂运动，其另一大突出优点是操作方便。无论是在室内、室外，只要有一片并不算大的空间，就完全可以进行，几乎完全不受场地条件的限制。活动强度和时间依据患者当时的身体状况而定。

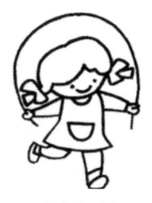

图 6-20　跳绳

（8）仰卧起坐。

仰卧起坐（见图 6-21）是一种锻炼身体的方式。仰卧，两腿并拢，两手上举，利用腹肌收缩，两臂向前摆动，迅速成坐姿，上体继续前屈，两手触脚面，低头；然后还原成坐姿，如此连续进行。

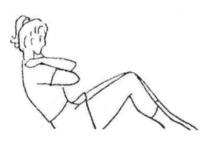

图 6-21　仰卧起坐

（9）蹲下起立（见图 6-22）。

站立时，双脚的距离与肩同宽，双手可以与肩同高向前，可以双手轻握，手臂弯曲，也可以双手轻轻向后抱头且手臂打开。下蹲时，膝盖的前部不要超过脚尖，腿部基本呈 90°。想象坐在凳子上的动作，把凳子拿掉即为一个标准的深蹲动作。蹲下时不宜过快过猛。深蹲要使重心尽量靠后，双脚紧贴于地面，避免脚尖翘起，上身挺直，视线看向前方，不要出现撅臀、挺小腹的动作。起立时避免用力过猛，保持上身的挺直缓慢起身。

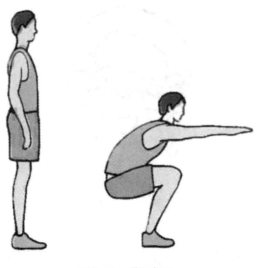

图 6-22　蹲下起立

（10）爬楼梯。

爬楼梯（见图 6-23）适宜能完成动作的所有人群，但患有髋关节、膝关节、踝关节疾病的人不能参加此项运动。爬楼梯的运动量不能太大，以免磨损关节。

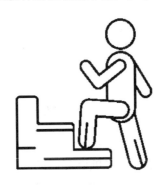

图 6-23　爬楼梯

（11）爬山。

爬山是一项运动，既可以锻炼身体，又可以陶冶人们的情操。爬山作为一种户外运动，对身体的有利因素是多方面的。它既是有氧运动，又有力量练习的成分，而且运动量、运动强度可以根据自己的体力、身体素质进行调节。

2. 力量训练

肌肉是力量运动器官，也是消耗糖的主要器官。当进行力量抗阻训练时，肌肉充分参与运动，消耗的糖就会更多一些，能更好地改善糖代谢。中老年糖尿病患者进行力量训练，建议间隔时间为 48 小时，每个动作重复 8~10 下为一组，每次做 2 组。中老年糖尿病患者可以试试"熊爬"（见图6-24），这组动作可使全身肌肉参与锻炼。

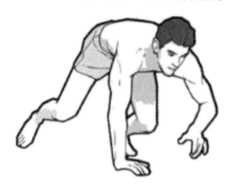

图 6-24 熊爬

3. 仰卧位举腿

糖尿病患者并发糖尿病足的比较多，这些患者活动不方便，下肢血管、神经感应能力较差，不妨做做仰卧位举腿（见图6-25），包括空蹬自行车、侧抬腿、膝关节夹球。这组运动有助于改善下肢血液循环，对改善、预防糖尿病足有很好的效果。

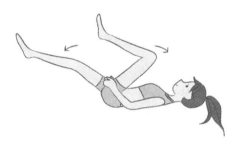

图 6-25 仰卧位举腿

二、预防

糖尿病的预防要注意糖尿病健康知识教育，提高全民的意识，尤其是针对有家族遗传病史、肥胖者等高患病率人群，其应高度重视预防，延缓发病或者不发病。个体得了糖尿病需要调整好心态，正确认识糖尿病的误区等，学会与糖尿病和平共处。

运动疗法长期以来被认为是一级和二级预防中管理2型糖尿病的基石，老年糖尿病患者进行体育锻炼非常有益，运动可以减轻体重，改善血脂和血糖水平。国家基层糖尿病防治管理指南（2018）建议成年2型糖尿病患者，每周至少进行150分钟中等强度有氧运动。老年糖尿病的康复目标是应用各种康复手段控制血糖，使其尽量控制在合适水平，减少并发症的发生，终止或者逆转慢性并发症的发展，最大限度地降低致残率和死亡率，提高日常生活能力及生活质量。

（一）一级预防和二级预防

一级预防和二级预防是指老年糖尿病患者，当体重增加时，应及时限制饮食，增加运动量，使其尽早回落至正常，要使运动成为生命的一个重要组成部分，一个终生的习惯。

医生在开始制定运动方案之前，应仔细询问患者的病史，并对患者进行体格检查；讲究科学和艺术，因人而异，量力而为，照顾兴趣、结伴进行，循序渐进，持之以恒。具体措施可参照前面养生章节运动内容。

（二）三级预防

预防或延缓糖尿病慢性合并症的发生和发展，减少伤残率和死亡率。糖尿病患者很容易并发其他慢性病，患者多因并发症而危及生命。已经患上糖尿病，可能会发生糖尿病足的患者，应做到以下预防措施：①每天检查一遍足部，包括足趾间和趾甲，注意趾甲的颜色变化；②每天用温热的中性肥皂水洗脚，不要加入对组织有刺激性的物质，水温不应超过30℃~35℃，洗后擦干；③睡眠时禁止用暖水袋或电热毯暖足，以免烫伤；④穿的鞋袜要舒适，以免挤压损伤；⑤避免接触任何刺激或损害足部皮肤的物质，如果损伤已经发生，要尽早到医院诊治。

思考题

1. 思考老年糖尿病的临床表现和危害性。
2. 对于老年糖尿病的预防，不同的人群、不同的体质应如何选用不同的方式？

本章参考文献

[1] 黄硕，冯俊芳. 全身振动训练对高龄老年2型糖尿病患者血糖的影响 [J]. 黑龙江医学，2021，45（8）：17-19.

[2] RITTWEGER J. Vibration as an exercise modality：how it may work，and what its potential might be [J]. European Journal of Applied Physiology，2010，108（5）：877-904.

[3] ZHANG L，WENG C，LIU M，et al. Effect of whole-body vi-bration exercise on mobility，balance ability and general health status in frail elderly patients：a pilot randomized controlled trial [J]. Clinical Rehabilitation，2014，28（1）：59-68.

[4] 董雪红，刘琴，戴清玉，等. 预见性护理干预对下肢骨折合并糖尿病患者深静脉血栓形成的预防效果 [J]. 医疗装备，2021，34（7）：154-155.

［5］柯运.《国际糖尿病足疾病预防和管理指南2019》在糖尿病足患者中的应用效果［J］.护理实践与研究，2021，18（7）：19-21.

［6］康慨，朱伟.老年糖尿病患者糖尿病足诱因及预防［J］.中国社区医师，2021，37（10）：27-28.

［7］王谏珠，翟满银，刘旭明.社区老年人糖尿病合并高血压的预防保健康复策略分析［J］.首都食品与医药，2019，26（18）：15-16.

［8］胡香兰.社区康复护理干预在预防糖尿病并发症中的应用［J］.双足与保健，2018，27（5）：50-51.

［9］于淑梅.糖尿病患者的康复护理［J］.糖尿病新世界，2015（24）：169-171.

［10］武慧琴.糖尿病的预防措施和社区护理［J］.中国医药指南，2013，11（1）：642-643.

［11］杨杰.老年糖尿病患者糖尿病足的康复预防及护理［A］.中国康复医学会康复护理专业委员会.国家级康复护理新进展学术高峰论坛暨第四届第三次中国康复医学会康复护理专业委员会工作会议论文汇编［C］.中国康复医学会康复护理专业委员会：中国康复医学会，2014：1.

［12］刘欢，孙晓兰，孙月.论社区康复的评估、治疗与预防对糖尿病的重要意义［J］.饮食科学，2019（8）：272.

［13］朱郁红，肖清.浅谈糖尿病足的危险因素及预防［J］.中国伤残医学，2012，20（3）：87-88.

第七章　老年骨质疏松的养生和预防

知识目标

掌握老年骨质疏松的养生和预防方法；
熟悉老年骨质疏松的临床表现和危害。

技能目标

掌握老年骨质疏松的养生和预防方法。

第一节　老年骨质疏松的临床表现及危害

老年骨质疏松为原发性老年骨质疏松中最主要的一种，主要发生在中老年人身上，尤其是绝经后的女性。老年骨质疏松在我国老年人中发病率较高，职业不同，发病率也不同，室内工作者比室外工作者发病率要高。随着亚洲、南美洲和非洲老龄人口的大量增加，有专家预言：到2050年半数的髋部骨折将出现在亚洲。由于我国人口众多，全世界绝经期女性有四分之一在我国，因此骨质疏松在我国应该予以高度重视。骨质疏松的骨改变示意图见图7-1。

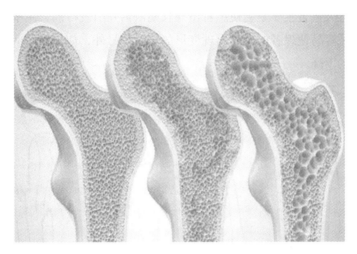

图 7-1 骨质疏松的骨改变

一、骨质疏松的临床表现

老年性骨质疏松的主要表现为骨折，还表现为腰背痛，其发作与外伤或肌肉劳损无关。男女发生率之比为 1∶2，常见于股骨、椎骨、尺骨、桡骨等。年龄常在 70 岁以上。

腰背痛：可为持续性、慢性疼痛，可伴有急性发作。疼痛可放射至臀部直至下肢，疼痛可因咳嗽、喷嚏、弯腰、活动或夜间翻身而加重，安静、休息或卧床后可减轻，在发作时脊椎活动不完全受限，很少有神经根受压。

骨折：随着骨质疏松的发展，轻微的负重和外伤即可使椎体发生压缩性骨折，脊柱生理弯曲消失，可出现驼背，活动受限，严重者胸廓发生畸形，影响心肺功能。四肢的骨折常发生于股骨颈和尺、桡骨远端。

其他表现：老年骨质疏松患者一般比较消瘦、皮肤薄、易疲劳，当骨折时，上腹部出现横带状角化皮肤。

二、骨质疏松的危害

骨质疏松性骨折指的是原发性骨质疏松症造成骨密度以及骨质量降低，骨强度明显下降，患者受到轻微外力就会引发骨折，属于骨质疏松的严重并发症之一。较为多见的骨折部位是髋部、脊柱、肱骨近端以及桡骨远端等。四肢常见骨折类型见图 7-2。已经确定存在骨质疏松或者已经发生骨质疏松性骨折的患者，需要正确面对现实，掌握防治知识，主动控制，提高依从性。

由骨质疏松引起的骨折是老年残疾和死亡的主要原因。老年残疾影响其正常生活。

骨质疏松的五大危害主要是会使患者出现长期缺钙并引发疼痛，主要出现在腰部、腿部和手部，而且还容易使患者的身体出现变形的情况。另外，如果持续时间较长，还可能会造成呼吸功能的下降。

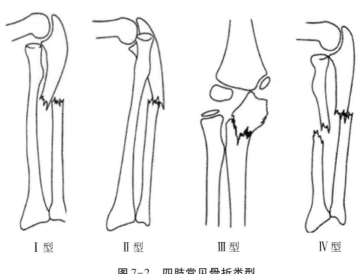

ⅠＩ型　　　　ⅡＩ型　　　　ⅢＩ型　　　　ⅣＩ型

图 7-2　四肢常见骨折类型

第二节　老年骨质疏松的养生和预防

一、养生

人的衰老无法阻止，但延缓与衰老相关的骨骼退化是可能的。骨质疏松并不可怕，只要坚持合理的养生保健，是可以延缓或阻止发生骨质疏松症状的。具体方法如下：

（1）平衡饮食、合理营养。骨骼的代谢需要饮食补充，平衡饮食可以提供更多的骨骼新陈代谢需要的营养，延缓骨质疏松。牛奶、豆类、瘦肉、鱼、虾皮、芝麻酱、核桃仁、蛋类等均含有大量钙，可经常选食。同时，要注意食物不宜过咸。

（2）多晒太阳。体内活性维生素 D 可促进肠道对钙、磷的吸收，促进骨的形成。正常人可在充分日照的条件下，暴露面部和前臂 30min。适当的户外活动可减少不必要的维生素 D 补充剂摄入。

（3）吸烟和饮酒均可影响钙和维生素 D 的代谢，影响骨细胞的代谢及骨峰的形成；过量的咖啡因可增加尿钙排泄、影响身体对钙的吸收；碳酸饮料可阻止钙吸收；过多的盐以及蛋白质过量会增加钙流失。故我们生活中应尽量戒烟、限酒，减少咖啡、浓茶、碳酸饮料的摄入量，避免上述不良习惯。

（4）酸性体质是钙质流失、骨质疏松的重要原因，人体弱碱性环境能预防和缓解骨质疏松。如彻夜唱卡拉 OK、打麻将、夜不归宿等生活无规律，都会加重体质酸化。心理压力过重也会导致酸性物质的沉积，影响代谢的正常进行。故养成良好的生活习惯，保持良好的心情，适当地调节心情和自身压力可以保持弱碱性体质，从而预防骨质疏松的发生。

二、预防

骨质疏松症的预防比治疗更为重要，因为此症是进行性又不可逆转的病理过程，一旦发生，即使经过治疗，亦不可能恢复骨的正常结构。只有预防其发生，才能更有效地降低骨折的发生率。中老年人，尤其是 50 岁以上的绝经期以后的女性；平时缺少运动的人；以前有过严重的外伤史，例如骨折，且骨折的部位在关节或关节附近，导致关节活动障碍的人；长期酗酒的人及长期服用激素的人都是骨质疏松的高危人群，因此应给予更多的关注。运动中的肌肉和重力对骨骼的力学刺激有助于增加骨密度，保证骨骼的正常生长发育及维持骨强度。运动也有助于提高峰值骨量、减少绝经后妇女的骨丢失、增加老年人平衡能力和自信心，并有利于预防摔倒，降低骨折发生风险。预防包括三级。

（一）一级预防

一级预防是为了预防骨质疏松的发生，尤其是针对中老年人，尤其是 50 岁以上的绝经期以后的女性、平时缺少运动的人以及以前有过严重的外伤史等高危人群。

1. 仰卧肢体拉伸

仰卧在健身垫上，双膝弯曲，双脚平放；左脚向下滑动，抬起右臂，靠向耳朵；吸气，拉伸脚后跟和手；呼气，放松；重复 6~8 次后，换另一侧。

2. 运动

许多研究表明负荷锻炼对骨质的增加较其他类型锻炼更有效。一般来说，在户外自由地进行身体运动能通过阳光照射自动增加体内维生素 D 的合成。而且运动对心脏、心血管系统及身体一般状况的有益作用也是不可忽视的。康养师对骨质疏松危险者设计运动方案时应谨慎，重点应放在增强肌肉和平衡方面，包括抵抗运动以增加强度，伸展运动以增加灵活性，散步或脚踏车以增加耐力。太极拳作为一种运动可有效增加骨强度和改善平衡感，减少跌倒的发生。

（1）抵抗运动。

抵抗运动（见图 7-3）是肌肉在克服外来阻力时进行的主动运动。

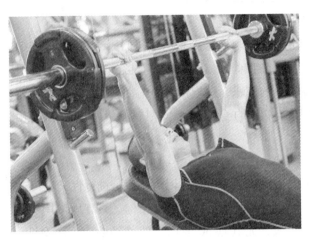

图7-3　抵抗运动

（2）伸展运动。

伸展运动（见图7-4）是一种身体保健运动，有助于增强身体的柔软度，放松肌肉，减低运动伤害及疲劳，若加上按摩可增强血液的新陈代谢。伸展运动不像器械训练那样容易受伤。

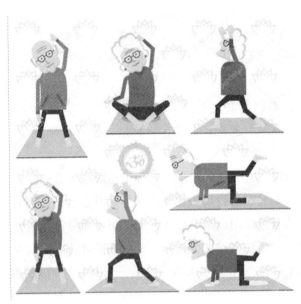

图7-4　伸展运动

（3）散步。

散步（见图7-5）指为了锻炼或娱乐而随便走走，漫步徘徊。建议每天一次，时间依据个体身体具体情况而定。

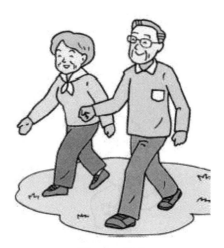

图 7-5　散步

（4）骑自行车。

骑自行车（见图 7-6）可以锻炼大脑的敏捷性，提高心肺功能，消耗热量，健身强体等。

图 7-6　自行车

（5）打太极拳。

打太极拳（见图 7-7）可以有效预防骨质疏松。条件允许的话，建议每天练习 15～30 分钟。

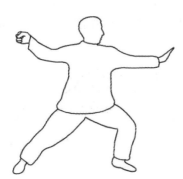

图 7-7　打太极拳

（6）慢跑。

慢跑亦称为缓步、缓跑或缓步跑（见图 7-8），是一种中等强度的有氧运动，旨在以较慢或中等的节奏来跑完一段相对较长的距离，以达到热身或锻炼的目的。建议每周 3 次以上。

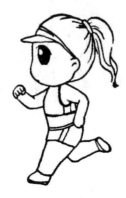

图 7-8　慢跑

（二）二级预防

对骨质疏松骨折患者采取康复干预可显著提高其对二级预防知识的掌握，明显降低其跌倒的发生率，适合进行推广使用。

（1）合并慢性病患者的干预：此类患者多数为年龄较大患者，患者合并的慢性病较多，包括高血压、糖尿病等，此类患者平时用药易存在不良反应，例如降血压药物易引起低血压，降血糖药物易造成低血糖，镇静类药物易引起视力模糊，安眠药易引起头晕，以上药物均会增加患者发生跌倒的危险性，因此康养师需要向患者详细介绍药物的不良反应，在药物作用高峰时间段，尽量避免活动，降低跌倒几率。护士应加强巡视，在跌倒风险表和护理记录上做好记录。

（2）高龄患者的干预：对于 70 岁以上患者，其发生跌倒的风险会显著增高。康养师应对患者及其家属进行健康教育，讲解发生跌倒的危险因素以及如何预防，包括安全居家环境，如保持地面干燥、鞋子防滑（防滑鞋见图 7-9）、雨雾天气避免外出等，并向患者讲解三步起床法（见图 7-10）。

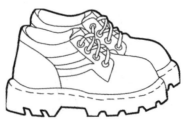

图 7-9　防滑鞋

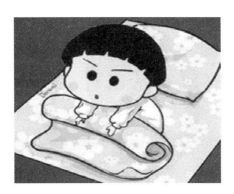

图 7-10　三步起床法

（3）对于可以运动的患者，可适当安排运动，适量的运动有利于骨骼的恢复。适当进行户外运动不但可以促进维生素 D 的产生，促进钙的吸收，还能有效改善肌肉力量，保持身体平衡等。增加骨量对于预防跌倒意义较大，可以选择的运动包括慢跑、太极拳、爬楼梯等，运动强度不能过大，达到出汗和疲乏即可。

（4）用药预防：向患者讲解药物预防的重要性，指导其使用抗骨质疏松药物，告知服药目的，并将用药方法、剂量以及服药后的不良反应等注意事项向患者及家属详细告知。

（5）健康教育：此方面主要向患者强调个人预防的重要性，通过影音资料、宣传资料等，普及骨质疏松的相关防治知识，鼓励患者适量补充肉类、豆类、奶类以及绿色蔬菜，避免酗酒、吸烟、喝浓茶等（见图 7-11 至图 7-13），从而延缓骨质疏松的进展。

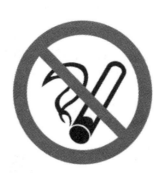

图 7-11　禁烟

图 7-12　忌酒

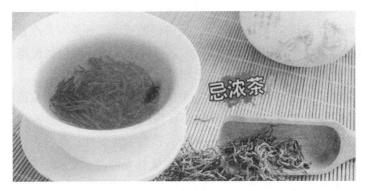

图 7-13　忌浓茶

（6）物理疗法：采取按摩（见图 7-14）、针灸、微波（见图 7-15）等治疗方式缓解疼痛，治疗肌痉挛，促进肢体功能恢复。此外，还可采用人工紫外线疗法，根据身体的敏感性等来决定全身照射还是局部照射。具体的方式、力度和强度以及频率根据医师制订的计划来执行。

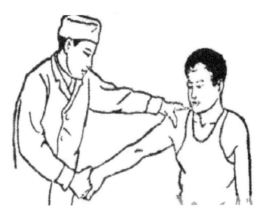

图 7-14　按摩

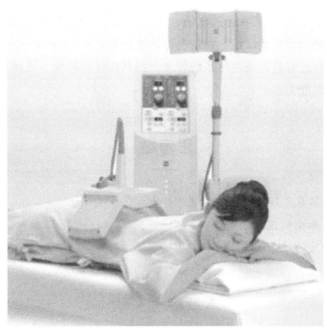

图 7-15　微波

（7）心理康复：老年骨质疏松的常见症状是疼痛，同时易引起骨折的发生。老年人由于意外致伤会影响其心理状态，产生焦虑、抑郁等心理，因此关注老年骨质疏松患者心理健康非常必要。

（8）健康生活方式：老年人的饮食应以含钙量丰富和营养丰富的饮食为主，同时应尽量避免摄入过多的酸性物质，日常食用的水果蔬菜应多选择碱性食物，而其他常食用的肉类、鱼、糖等多为酸性食物，健康人每天所摄入的酸碱食物含量最佳比例为 1：4。其中，钙是一个较为特殊的营养因素，其不但可以对骨质疏松起到预防和治疗的作用，还可降低骨量的峰值。食用豆制品和牛奶等食物可促进钙的吸收，尤其牛奶中所存在的乳酸有促进钙吸收的作用，属于一种天然钙。

（三）三级预防

随着中国逐渐步入老龄化社会，对于骨质疏松性骨折患者而言，预防再次跌倒是术后防控的重点。增加骨质疏松性骨折患者健康知识，转变错误观念，建立健康行为是预防跌倒的关键。

（1）健康知识学习：结合文字宣传、影音材料等讲解骨质疏松、跌倒的相关医学知识，两者之间的相互关系，告知患者跌倒的严重后果等。普及骨质疏松症的防治知识，强调个人防护意识在病程进展中的作用，引起患者的重视，树立健康信念。鼓励患者多补充海产品、豆类、肉类、奶类以及绿色蔬菜等高钙的食物，避免酗酒、吸烟、喝咖啡、饮浓茶等，以延缓骨质疏松的进展。

（2）随访干预：患者出院后通过电话、微信、短信与患者保持联系，进行延续性护理，指导其坚持服药以及功能锻炼，保持良好的生活方式。

针对危险因素对患者进行规范化系统管理，强调在任何时候、任何条件下都必须加强防跌意识，增强防跌能力。

思考题

1. 骨质疏松的临床表现和危害有哪些？
2. 骨质疏松的养生和预防方法有哪些？
3. 骨质疏松预防的难点和重点是什么？

本章参考文献

［1］吴立兵，刘刚，刘晶晶，等. 骨折风险预测简易工具在评估骨质疏松性骨折风险的价值研究［J］. 北京医学，2016，38（4）：302-304.

［2］孙艳格，阮祥燕，杜雪平，等. 骨质疏松性骨折风险预测简易工具筛查社区绝经后妇女骨量异常的效果评价［J］. 中国全科医学，2016，19（14）：20-24.

［3］崔羽，滕斌，程天一，等. 上海市社区老年人骨质疏松性骨折的风险评估［J］. 中国骨质疏松杂志，2016，22（7）：24-27.

［4］曹威，朱秀芬，陈新，等. 老年人群骨质疏松性骨折与跌倒风险的相关性［J］. 中华骨质疏松和骨矿盐疾病杂志，2016，9（4）：53-58.

［5］陈育珠，张素容. 康复干预在增加骨质疏松性骨折患者二级预防知识和减少跌倒发生率中的作用［J］. 中国医学创新，2017，14（25）：90-93.

［6］田爽，夏燕琼. 老年女性骨质疏松的营养预防［N］. 广东科技报，2021-04-06（004）.

［7］王明青. 预防骨质疏松可坚持做4组动作［J］. 致富天地，2021（1）：73.

［8］梁毅玲. 骨质疏松症的预防及护理进展［J］. 中华现代护理杂志，2007（28）：46-47.

［9］陈长松，邹春虎，张杰. 2型糖尿病对老年绝经后女性骨质疏松性骨折风险的影响［J］. 中国骨质疏松杂志，2016，22（7）：68-71.

[10] 何琪，张晶晶，李琍琴，等. 中老年 2 型糖尿病、慢性肾功能不全患者骨质疏松性骨折风险分析 [J]. 山东医药，2016，56 (45)：83-86.

[11] 赵建辉，陈洪宇，姜雪，等. FRAX 评估慢性肾脏病非透析患者骨质疏松性骨折风险研究 [J]. 浙江医学，2016，38 (23)：6-8.

[12] Mathavan N, Tägil M, Isaksson H. Do osteoporotic fractures constitute a greater recalcitrant challenge for skeletal regeneration? Investigating the efficacy of BMP-7 and zoledronate treatment of diaphyseal fractures in an open fracture osteoporotic rat model [J]. Osteoporosis International, 2017, 28 (2): 1-11.

[13] Caeiro J R, Bartra A, Mesa-Ramos M, et al. Burden of First Osteoporotic Hip Fracture in Spain: A Prospective, 12 - Month, Observational Study [J]. Calcified Tissue International, 2017, 100 (1): 1-11.

[14] 李千红，刘瑞，卢秀萍，等. 持续质量改进在预防神经外科术后感染护理中的应用 [J]. 护士进修杂志，2012，27 (15)：18-19.

[15] 钟璐颖，兰正燕，蒋春燕，等. 康复护理干预对预防骨质疏松性骨折患者跌倒发生的影响 [J]. 实用临床医药杂志，2016，20 (16)：99-101，105.

[16] 李明月，吕小明. 老年骨质疏松症预防与康复治疗研究进展 [J]. 中国保健营养，2012，22 (12)：50-51.

[17] 蒋金萍. 如何预防骨质疏松症及康复治疗 [N]. 锦州日报，2009-12-08 (B02).

第八章　老年颈椎病的养生与预防

知识目标

掌握老年颈椎病的养生疗法；

熟悉老年颈椎病的临床表现及诊治；

了解老年颈椎病的预防。

技能目标

能熟练操作老年颈椎病的养生疗法。

第一节　老年颈椎病的临床表现及诊治

颈椎病（cervical spondylosis）又称颈椎综合征，是由于老年颈椎间盘退行性改变及由此继发的颈椎组织病理变化累及颈部肌肉和筋膜、颈神经根、脊髓、椎动脉、交感神经等组织结构而引起的一系列临床症状和体征。

一、老年颈椎病的临床表现

颈椎病的临床症状较为复杂，主要有颈背疼痛、上肢无力、手指发麻、下肢乏力、行走困难、头晕、恶心、呕吐，甚至视物模糊、心动过速及吞咽困难等临床表现。颈椎病的临床症状及康复方案与病变部位、组织受累程度及个体差异有一定关系。颈椎病的不同症状表现见表8-1。

表 8-1　颈椎病的不同症状表现

分型	颈肌型（又称颈型）	神经根型	椎动脉型	交感神经型	脊髓型
占比	40%	30%	8%～10%	8%	8%～10%
年龄	青少年开始	中青年开始	多见中年	中年	中老年
病因	姿势性劳损 伏案工作 劳累过度	骨质增长 软组织变性 外伤	椎动脉受压 椎基动脉系 供血紊乱	神经紧张 思虑过度	椎间盘突出 脊髓受压 多见急性损伤
病变	颈肩肌群	椎间孔变窄	椎-基动脉	颈交感神经	椎管狭窄
部位	软组织损伤 气血郁滞	颈脊神经受压 多见于 4～7 颈椎	供血紊乱	颈部受损	脊髓受压、炎症 水肿、供血障碍
主要症状	颈肩肌群沉重疼痛、上肢麻木、无力或伴有头痛、眩晕	头颈、肩及上肢疼痛、麻木不可持物、上肢感灼热或针刺样疼痛，也可出现肌萎缩	头痛、眩晕、记忆力减退，头转一侧头晕加重，严重时出现恶心、呕吐等症状	烦躁、口干失眠、多梦、头痛、眩晕多汗、潮红、心律失常、血压不稳	下肢跛行无力或瘫痪，上肢麻木无力可肌萎缩

二、老年颈椎病的相关检查

（一）颈椎病的试验检查

此即物理检查，包括如下几种。

1. 前屈旋颈试验（见图 8-1）

令患者颈部前屈，嘱其向左右旋转活动，如颈椎处出现疼痛，表明颈椎小关节有退行性改变。

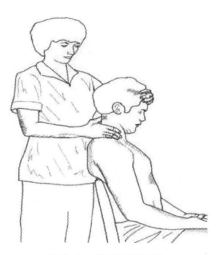

图 8-1　前屈旋颈试验

2. 椎间孔挤压试验（压顶试验，见图 8-2）

令患者头偏向患侧，检查者左手掌放于患者头顶部、右手握拳轻叩左手背，若患者出现肢体放射性痛或麻木，表示力量向下传递致椎间孔变小，有根性损害；对根性疼痛厉害者，检查者双手重叠放于头顶、向下加压，即可诱发或加剧症状。当患者头部处于中立位或后伸位时可出现加压试验阳性，称之为 Jackson 压头试验阳性。

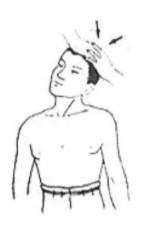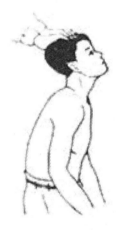

图 8-2　压顶试验

3. 臂丛牵拉试验（见图 8-3）

患者低头，检查者一手扶患者头颈部，另一手握患肢腕部，做相反方向推拉，看患者是否感到放射痛或麻木，也称为 Eaten 试验。如牵拉同时再迫使患肢做内旋动作，则称为 Eaten 加强试验。

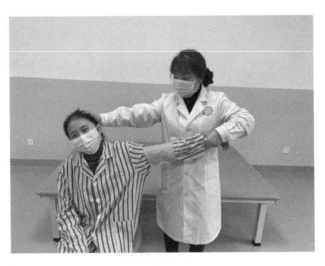

图 8-3　臂丛牵拉试验

4. 上肢后伸试验（见图 8-4）

检查者一手置于健侧肩部起固定作用，另一手握于患者腕部，并使其逐渐向后、向外伸展，以增加对颈神经根牵拉，若患肢出现放射痛，表明颈神经根或臂丛神经受压或损伤。

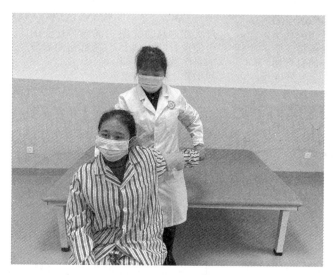

图 8-4　上肢后伸试验

第二节　老年颈椎病的养生与预防方法

一、老年颈椎病的养生疗法

（一）卧床休息

病情严重者宜卧床休息。其作用在于使颈部肌肉放松，减轻由于肌肉痉挛和头部重量对椎间盘的压力，减少颈部活动，有利于消退组织的充血水肿，特别有利于突出的椎间盘消肿。但卧床时间不宜太久，避免因卧床时间过久导致颈部肌群的弱化，进而导致颈椎周围稳定性的降低。卧床时，枕头的使用要适当。不同卧床休息体位相关颈椎形态见图 8-5。

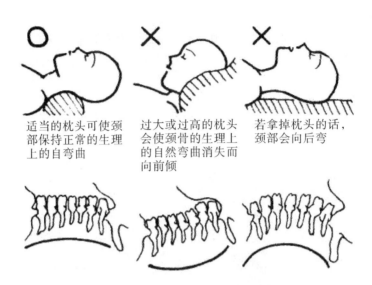

适当的枕头可使颈部保持正常的生理上的自弯曲

过大或过高的枕头会使颈骨的生理上的自然弯曲消失而向前倾

若拿掉枕头的话，颈部会向后弯

图 8-5 不同卧床休息体位相关颈椎形态

（二）颈围制动

急性发作或病情进行性发展，不能完全卧床休息的患者，宜颈围制动（见图 8-6），以限制颈部的过度活动，适用于各型颈椎病急性发作期。颈围制动可制动和保护颈椎，增强支撑作用，减轻椎间隙压力，但穿戴时间不宜过久，长期应用可引起颈背部肌肉萎缩，关节僵硬。

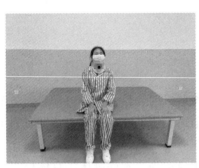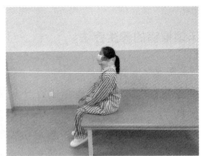

图 8-6 颈围制动

（三）肌力训练

有研究证明，颈椎周围肌肉的病变与颈椎病的产生及发展有密切相关性。对颈肌训练，可牵伸颈部韧带，增强颈肩背肌的肌力，增加颈椎的稳定性和颈椎活动范围，改善循环，改善颈椎间各关节功能，纠正不良的姿势，减轻肌肉痉挛。按照肌肉收缩的方式不同，肌力训练可分为等长、等张和等速肌力训练。长期肩部肌肉的等长抗阻收缩运动对于慢性颈部疼痛患者疗效显著。有研究者运用 Thera-Band 弹性阻力训练带，对患者的颈肌 6个方向（前屈后伸、左右侧屈、左右旋转）进行被动牵引和主动等长抗阻肌力训练，可在较短时间内提高患者颈部肌肉力量、改善其颈椎功能、扩大其颈椎活动度，减轻其颈椎病症状，而且避免了其颈椎椎间关节的磨损。

二、老年颈椎病的预防方法

（一）正确认识颈椎病，树立战胜疾病的信心

老年人要正确认识颈椎病，树立战胜疾病的信心，从而更好地恢复。

（二）坚持体育锻炼，增强体质

尽量选择全身性运动，如体操、游泳、太极拳、太极剑、门球等，或在家里进行双臂悬吊，使用拉力器、哑铃以及双手摆动等运动。但要注意运动量，以免造成肩关节及其周围软组织的损伤。

（三）注意保暖，避免风寒、潮湿等环境

夏天注意避免风扇、空调直接吹向颈部，出汗后不要直接吹冷风，避免直接用冷水冲洗头颈部，或在凉枕上睡觉。

（四）合理休息

颈椎病急性发作期或初次发作的患者，要适当注意休息，病情严重者，更要卧床休息2~3周。休息时，保持一个良好的睡眠体位，既能维持整个脊柱的生理曲度，又能使患者感到舒适，达到使全身肌肉松弛、调整关节生理状态的作用。

（五）自我锻炼，坚持做颈椎保健操

1. 颈椎康复保健操

（1）端坐位，头颈做前屈、后仰、左右旋转、左右侧倾六个颈椎基本运动方向运动（见图8-7）。要求动作平稳缓慢，充分用力，幅度尽量达到极限，运动到极限时保持2~3s再做下一个动作。

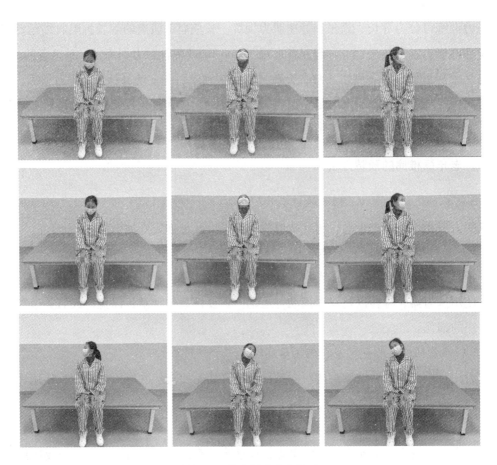

图 8-7　基本运动方向运动

（2）端坐位，头颈充分后仰，眼睛看正上方，在此基础上做头颈缓慢的左右旋转及左右侧倾动作，见图 8-8。每个动作重复 8~10 次。

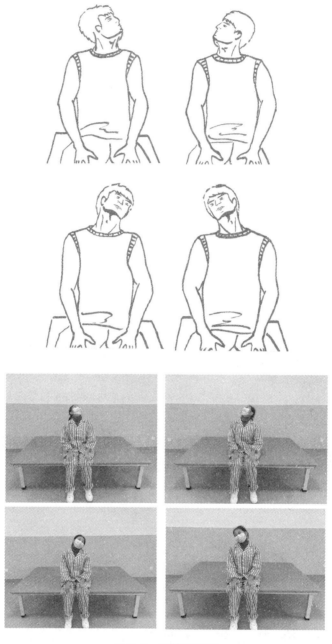

图 8-8　旋转及侧倾

（3）端坐位，双手自然下垂于体侧，做耸肩动作，先左肩，再右肩，再两肩同时做，然后两肩同时做顺时针方向的旋转动作，再做逆时针方向的旋转动作，见图 8-9。重复 8~10 次。

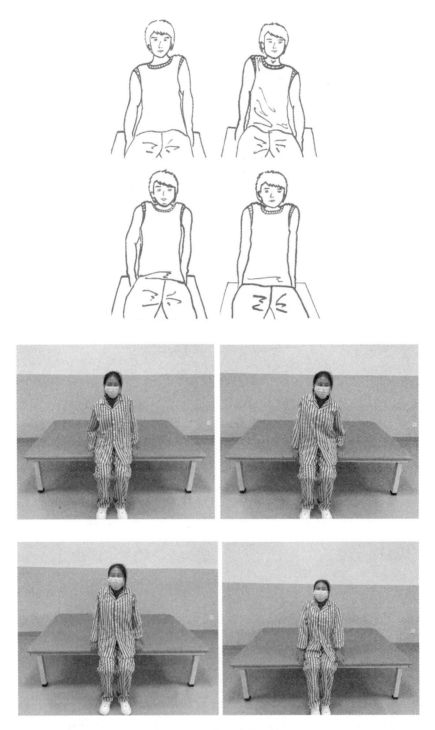

图8-9 肩部上抬与旋转

（4）端坐位，双手分别放于同侧肩部，肘尖朝正下方；作前臂靠拢、分开动作，见图8-10。重复8~10次。

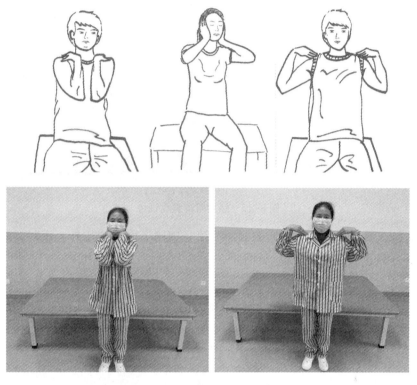

图 8-10　肩部外展与内收

2. 强化颈肌体操

（1）坐位，双手交叉（掌面）置枕后，头颈用力后伸，双手用力阻止，对抗2~3秒，重复8~10次，见图8-11。

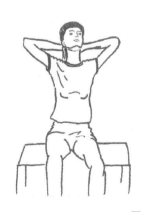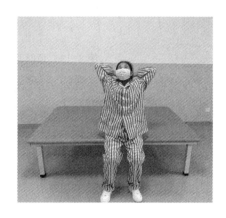

图 8-11　颈后肌群强化训练

（2）坐位，双手交叉（掌面）置额前，头颈用力前屈，双手用力阻止，对抗2~3秒，重复8~10次，见图8-12。

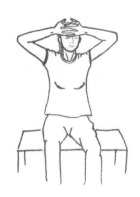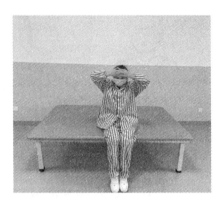

图8-12　颈前肌群强化训练

（3）坐位，双手掌合抱于头两侧颞部，颈分别用力向两侧旋转、倾斜，双手用力阻止，对抗2~3秒，重复8~10次，见图8-13。

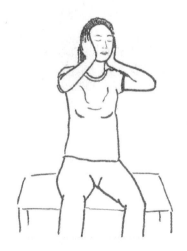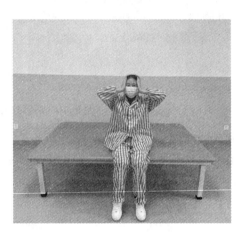

图8-13　颈侧肌群强化训练

（4）坐位，双前臂于胸前交叉分别用手掌握住对侧肩部，双肩同时做耸肩动作，双手用力阻止，对抗2~3秒，重复8~10次，见图8-14。

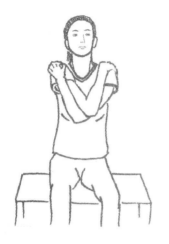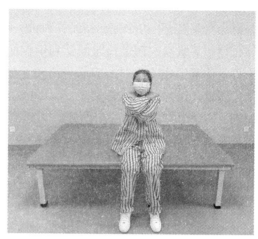

图 8-14　肩部肌群强化训练

注意事项：①急性发作期，有明显脊髓受压者，不宜运动；②椎动脉型患者，避免旋转动作，或旋转时要轻柔缓慢；③脊髓型患者，避免做过度屈伸动作。

另外，患者通过习练易筋经、八段锦、太极拳、五禽戏等传统运动疗法，可以帮助其恢复颈椎功能活动。

（六）选择合适的枕头

枕头的形状一般以中间低、两端高的元宝形为好，元宝形状的优点是可以利用中间凹陷部来维持颈椎的正常生理曲度，同时对头颈部起到相对制动与固定作用，以减少睡眠中头颈部的异常活动。对不习惯元宝形枕者，也可用平枕，但不宜采用中间高两头低的山丘形枕，因其头颈向两端活动时，不能保持睡眠中头颈部的正常位置。枕头的长度，一般以超过自己的肩宽 10~16cm 为宜；枕头的高度，通常以头颈部压下后与自己的拳头高度相等或略低一些为标准。合适的枕头见图 8-15。

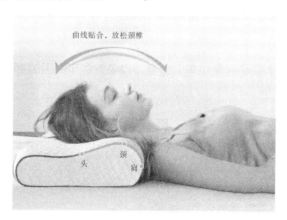

图 8-15　合适的枕头

（七）避免长期低头姿势

银行与财会专业人士、办公室伏案工作人员、电脑操作人员等，要避免长时间低头工作，这种体位使颈部肌肉、韧带长时间受到牵拉而劳损，会使颈椎椎间盘发生退行性改变。这类人群每伏案工作 1 小时，应起身活动 5 分钟，或自己按摩放松，双手点揉风池穴，揉时注意闭眼，以酸胀为佳，共 2~3 分钟，或是有目的地让头颈部做前屈、后伸、左右旋转运动，转动时应注意轻柔、缓慢，以达到该方向的最大运动范围为准；耸肩运动，两肩慢慢紧缩 3~5 秒，然后双肩向上坚持 3~5 秒，重复 6~8 次。总之，这类人群不仅要避免颈部肌肉因长期姿势固定而处于紧张状态，造成劳损；还要改变不良的工作和生活习惯，如卧在床上阅读、看电视等。

（八）正确的坐姿及合适的桌椅

坐位时，要收腹挺胸，身体坐直，维持脊柱正常的生理弧度，避免颈椎过分前倾；同时，上身的重量要分布均匀，脚掌完全踩在地面上，不要翘腿或者踮脚。椅子的长度、高度要适宜，不要过高也不要过低；椅子与桌子的高度要相称。另外，如果你是长期坐位工作的工作人员，也要注意了，由于你的颈肩经常处于前屈位，两肩臂仅活动于 90°以下的外展、前屈位，久而久之，易形成颈肩功能紊乱，导致颈肩腰腿疼痛。正确的坐姿见图 8-16。

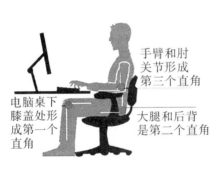
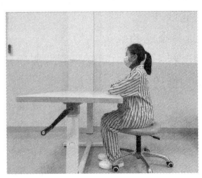

图 8-16　正确的坐姿

（九）避免颈部外伤

乘车外出应系好安全带并避免在车上睡觉，以免急刹车时因颈部肌肉松弛而损伤颈椎。

思考题

1. 颈椎病的临床表现及分型有哪些？
2. 颈椎病的养生和预防方法有哪些？
3. 颈椎病预防的难点和重点有哪些？

本章参考文献

[1] 胡艳丽，王娟，杨丽. 颈椎病的预防与保健 [J]. 中国疗养医学，2021，30 (4)：357-359.

[2] 杨素萍，李瑞征. 颈椎保健操对颈椎病的预防及治疗效果观察 [J]. 双足与保健，2018，27 (19)：51-52.

[3] 赵栩锐. 颈椎保健操对颈椎病患者的预防及治疗作用 [J]. 世界最新医学信息文摘，2018，18 (A1)：317.

[4] 曾德军，嘉士健，嘉雁苓，等. 健康教育在预防和治疗颈椎病中的作用对比研究 [J]. 河北中医，2015，37 (1)：122-124.

[5] 左冠超，李皙子，孙增春，等. 老年颈椎病康复的规范化评估与治疗进展 [J]. 中国医刊，2021，56 (8)：19-22.

[6] 王鹤玮，贾杰. 全周期康复视角下的颈椎病康复相关指南及专家共识解读 [J]. 中国医刊，2021，56 (8)：25-29.

[7] 龙水文，李晋玉，郑晨颖，等. 脊髓型颈椎病术后脊髓神经功能康复中医治疗研究进展 [J]. 中国中医药信息杂志，2021，28 (7)：137-140.

[8] 司丽芳，刘锋涛，李纲. 综合康复疗法治疗颈椎病的临床疗效 [J]. 中国误诊学杂志，2021，16 (5)：17-19.

[9] 王亚洁. 颈椎五步操对神经根型颈椎病患者的康复效果评价 [D]. 兰州：甘肃中医药大学，2021.

[10] 常鸣. 颈椎保健操在颈椎病康复护理中的应用效果 [J]. 中国实用医药，2021，16 (1)：199-201.

[11] 焦龙，厉勇，徐雄伟，等. 颈型颈椎病的症状与软组织的变化研究 [J]. 健康之路，2017，16 (12)：6.

[12] 左冠超，李皙子，孙增春，等. 老年颈椎病康复的规范化评估与治疗进展 [J]. 中国医刊，2021，56 (8)：19-22.

[13] 老年颈椎保健操 [J]. 新天地，2018 (7)：60.

[14] 寇林元. 老年颈椎病的简单运动方法 [J]. 健康向导，2017，23 (6)：53.

[15] 吴学文. 老年颈椎病患者的运动保健 [J]. 体育风尚，2017 (12)：129-130，148.

[16] 杨显珠，傅声帆，黄孔阳. 老年颈椎病患者相关健康知识的认知情况调查分析 [J]. 中国妇幼健康研究，2017，28 (S1)：673.

第九章　老年肩周炎的养生与预防

知识目标

掌握老年肩周炎的养生疗法；
熟悉老年肩周炎的临床表现及诊治；
了解掌握老年肩周炎的预防。

技能目标

能熟练操作老年肩周炎的养生疗法。

第一节　老年肩周炎的临床分期及康复目标

肩周炎又称肩关节周围炎，是指以肩痛和肩关节运动功能障碍为主要临床表现的症候群。肩周炎好发于40~70岁的中老年人，又称五十肩、僵冻肩、冻结肩、寒凝肩，发病率为2%~5%，女性较男性多见。肩周炎的病因迄今不明，因该病多发于50岁以上的中老年人，且具有一定的自愈倾向，因此，有学者认为该病可能与自身免疫及内分泌失调有关。但因肩关节的慢性劳损、退变、外伤、颈椎疾患以及肩部活动过少等因素引发的肩周炎并不鲜见。

一、老年肩周炎的临床分期

肩周炎的临床分期大致可分为三个阶段：急性期、冻结期、缓解期。

（一）急性期

肩关节周围疼痛，疼痛多局限于肩关节的前外侧，可延伸至三角肌的起止点。疼痛剧烈，夜间加重，甚至因此而影响睡眠。该期的持续时间为10~36周。

（二）冻结期

疼痛症状减轻，但压痛范围仍较为广泛。因疼痛所致的肌肉保护性痉挛造成的关节功能受限，使肩关节周围软组织广泛粘连、挛缩，呈"冻结"状态。该期的持续时间为4~12个月。

（三）缓解期

疼痛逐渐消减，肩关节的活动范围逐渐增加，肩关节周围关节囊等软组织的挛缩、粘连逐渐消除，大多数肩关节功能恢复到正常或接近正常。该期的持续时间为5~26个月。

肩周炎起病缓慢，病程较长，可达数月或数年。少数患者病情较轻，通过合理保护和锻炼可自行缓解。但如得不到及时有效的治疗，其可逐渐发展为持续性肩痛，并逐渐加重，甚至梳头、洗脸、洗澡等简单日常生活均不能完成，严重地影响患者的生活质量。

二、老年肩周炎的康复目标

（一）急性期

肩周炎的急性期主要以肩部疼痛症状为主，而功能障碍则往往是由疼痛造成的肌肉痉挛所致。所以，治疗主要是以解除疼痛、预防关节功能障碍为目的。

（二）冻结期

冻结期，关节功能障碍是这个时期的主要问题，疼痛往往由关节运动障碍所引起。治疗的重点以恢复关节运动的功能为目的。

（三）缓解期

缓解期，以消除残余症状为主。患者主要以继续加强功能锻炼为原则，增强肌肉力量，恢复在早期已发生失用性萎缩的肩胛带肌肉，恢复三角肌等肌肉的正常弹性和收缩功能，以达到全面康复和预防复发的目的。

另外，肩周炎患者因疼痛及功能障碍造成情绪波动，严重者可产生焦虑或抑郁，如病程迁延较长则可能产生悲观失望。因此，康养师在解决疼痛及功能障碍的同时，要消除患者的心理障碍。

第二节 老年肩周炎的养生及预防方法

一、治疗时机选择

肩周炎的病因、病理尚未完全清楚，临床上对肩周炎的治疗目前尚无特效方法。但如诊断及时、治疗得当，可使病程缩短，功能及早恢复。对急性期患者，康复治疗应着重减轻疼痛，缓解肌肉痉挛，加速炎症的吸收，可选用非甾体类药物，使用物理治疗和传统康复治疗手段；疼痛严重者，可采取措施使局部暂时制动。对冻结期的患者，康复治疗应强调解除粘连，改善肩关节活动功能；同时，患者在接受被动治疗的同时，应积极配合主动运动训练，才能取得满意效果。缓解期的患者，虽然肩关节疼痛逐渐消减、粘连逐渐消除，但仍可能会遗留一些症状。此时，患者主要应加强肩关节的自我功能锻炼，继续改善肩关节的运动功能。

二、老年肩周炎的养生方法

肩周炎的养生原则是针对肩周炎的不同时期，或是其不同症状的严重程度，采取相应的养生措施，利用身边现有的医疗资源，以保守治疗为主，对肩周炎患者存在的问题进行康复训练和指导。

（一）运动疗法

运动疗法是治疗肩周炎的最主要方式。患者通过功能锻炼，可促进血液循环和局部营养代谢，松解粘连、增大关节活动范围，增强肌力、耐力，防治肌肉萎缩。在轻度疼痛范围内，患者应积极进行肩关节功能的运动锻炼。急性期以被动运动为主；冻结期要主动、被动运动相结合；缓解期更加强调主动运动功能训练。主动运动时，患者可带轻器械或在器械上操作，也可做徒手体操。

1. 肩关节运动训练原则

（1）锻炼时保持脊柱正直：需直立或端坐练习，以免腰部动作代偿。

（2）全范围运动：肩关节屈、伸、内收、外展、内旋、外旋三个轴向的活动均要做到。

（3）最大限度活动：在每次锻炼时，应在不引起肩部明显疼痛的情况下，做最大限度的活动。

（4）长期坚持：要有足够的锻炼次数和锻炼时间，循序渐进至完全治愈。

2. 肩周炎常用训练方法

（1）徒手操训练。

①手指爬墙（见图9-1）：患者面对墙壁站立，距离墙壁约70cm，患肢前屈上举，整个手掌与手指贴于墙面上，随手指向上爬行而逐渐伸直手臂，当手不能再往上爬时，用手掌扶住墙面，两腿弯曲向墙做正面压肩动作，然后转体变侧立于墙，做侧压肩动作。

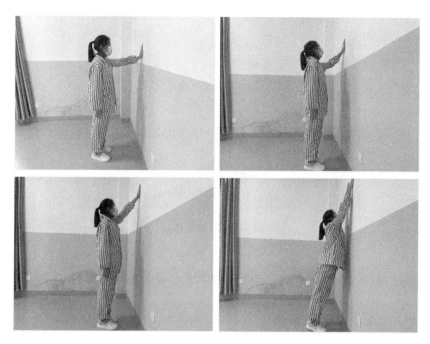

图 9-1　手指爬墙

②背后助拉（见图 9-2）：患者站立或坐位，将双手在身体背后相握，掌心向外，用健侧的手牵拉患肢，一牵一松，并逐渐提高位置，以尽量触到肩胛骨下角为度。

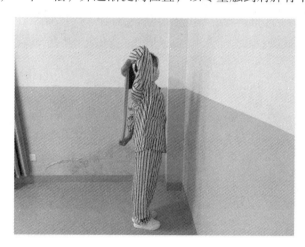

图 9-2　背后助拉

③原地云手（见图 9-3）：站立，原地做太极拳云手的动作，幅度由小到大，连续 10 次稍息，可重复 2~3 遍。

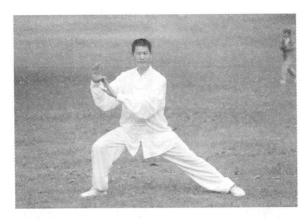

图9-3 原地云手

④耸肩环绕（见图9-4）：站立，双手搭于肩部，向前再向后连续环绕10圈，还原后休息，再向后、向前连续环绕10圈，环绕动作要慢，幅度由小到大。

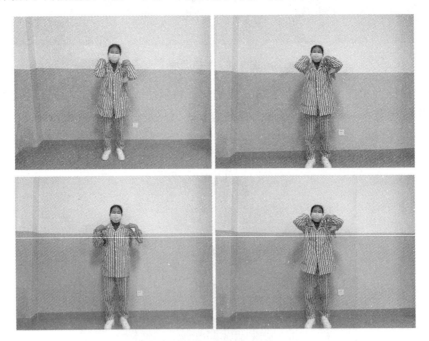

图9-4 耸肩环绕

⑤双手托天（见图9-5）：站位，两臂弯曲至胸前，掌心向上，双手十字交叉，上抬至额前，以腕关节为轴，两手外翻，掌心向上，两手尽量上托；然后两臂依势由两侧下落还原成开始姿势，重复上述动作8~10次。

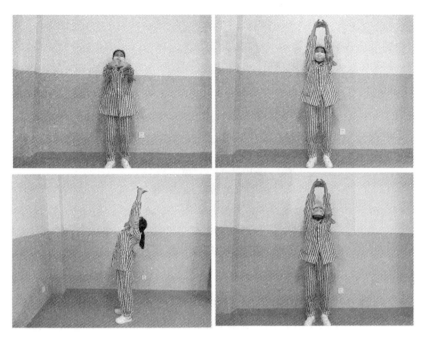

图 9-5　双手托天

⑥托肘内收：站位或坐位，用健手托起肘部，作向内收位拖拉运动，使肩周肌肉牵张、松弛，反复操作 8~10 次，恢复肩内收活动功能。

⑦摆动练习（见图 9-6）：躯体前屈，上肢下垂，尽量放松肩关节周围的肌肉和韧带，然后做前后摆动练习，幅度可逐渐加大，做 30~50 次。

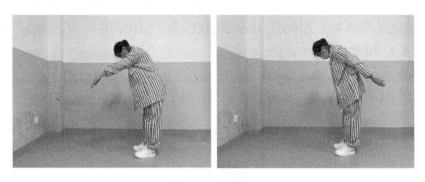

图 9-6　摆动练习

⑧后伸下蹲（见图 9-7）：患者背向站于桌前，双手后扶于桌边，反复做下蹲动作，连续 10 次后休息，可重复 2~3 遍，以加强肩关节的后伸活动。

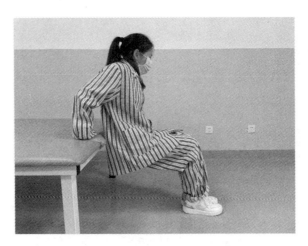

图 9-7　后伸下蹲

（2）棍棒训练。

①前上举：两脚分开与肩等宽，两手正握棒，做前屈与上举动作。

②侧上举：两脚分开大于肩，两手握棒的两端，掌心相对，用健肢带动患肢，使健肢成侧上举。

③后上提：两脚分开与肩等宽，两手于体后反握棒，屈肘尽力将棒上提。

④棍后置：分腿直立，与肩同宽。两手正握棍于体前，两臂间距与肩同宽，两臂经体前上举，屈臂，将棍置于颈后，同时挺胸；两臂伸直向上举；两臂经体前下落还原成开始姿势。

⑤大回环：两脚分开略宽于肩，两手正握棍于体前，两臂间距与肩同宽，两臂向右摆动，并从右侧经上举向左绕至体前；还原成开始姿势。后面动作同前，但绕环方向相反。上述动作重复 8~10 次。

（3）火棒训练。

①前后摆动：两脚前后分开，身体略前倾，两手持火棒，前后摆动，幅度由小到大，重复 20~30 次。

②左右摆动：两脚分开与肩同宽，两手持火棒，上体前倾，左右摆动，上体也随之前倾与后仰，重复 20~30 次。

③单臂绕环：两脚分开略宽于肩，上体前屈，以患肩为轴，手持一只或两只火棒，做顺时针或逆时针方向绕环运动，各 5~10 次。若动作完成得较好，上体可直起来，以同样方法做 5~10 次。

（4）肋木训练。

①正向肋木下蹲：面向肋木站立，两臂前屈与肩等宽，两手握肋木，两腿屈膝蹲，尽力牵拉患侧肩关节。

②侧立肋木下蹲：患肩侧向肋木下蹲，患肢侧平举握肋木，上体保持直立，两腿屈膝下蹲，尽力牵拉患侧肩关节。

③背向肋木下蹲：背向肋木站立，两臂在体后伸直握肋木，先上体前倾，使身体重心逐渐前移，使肩关节向后牵拉，然后再屈膝下蹲，增加肩关节的牵拉幅度。

（5）滑轮训练。

①前拉：两脚分开与肩同宽，两臂伸直前平举，两手握环，轮流上下拉动，以健肢下压帮助患肢外展与上举，直至有一定酸胀感。

②侧拉：两脚分开略宽于肩，两臂伸直侧平举，两手握环，轮流上下拉动，以健肢下压帮助患肢外展与上举，直至有一定酸胀感，并可维持一定时间再放下。

③前后拉：两脚开立，健肢于体前握环，略高于肩，患肢于体后屈曲握环，两臂上下轮流拉动，以健肢下压帮助患肢外展与上提，待拉到最高位时，停留片刻，并稍做抖动。

（6）拉力器训练。

拉力器训练不仅可增加肩带肌力，也可增加肩关节的活动范围。

①向后拉：向墙壁拉力器站立，两脚前后分开或左右分开，患手握拉力器柄（重量可视肩关节的活动功能而增减），肘关节伸直，尽力向后拉，需拉到后伸位的最大幅度，然后突然放松，利用滑轮与重量的作用，使肩关节由后伸位变为前屈与上举位。

②向前拉：背向拉力器站立，两脚前后分开，患手握拉力器柄（重量可视肩关节的活动功能而增减），肘关节伸直，尽力向前拉，稍停片刻，然后突然放松，利用滑轮与重量的作用，帮助肩关节做后伸训练。

③内收拉：侧立，患手握拉力器柄，尽力内收肩关节进行牵拉，然后放松，使肩关节还原成外展位。

④肩上拉：背向拉力器站立，两脚前后分开，患肩外展、外旋位，屈肘，手在肩上握拉力器柄，然后上身略前倾，患肢逐渐伸直，待肘完全伸直至上举最高位时，再放松还原至肩上位置。

（二）作业疗法

运用作业疗法的目的，是消除肩关节运动障碍、改善肩关节活动度。它可在很大程度上提高患者自我治疗的兴趣和自觉性，其强度、时间、间歇次数，应根据患者肩关节的功能状况、改善程度和年龄等因素，进行灵活调整。具体方法如下：

1. 改善肩关节内、外旋功能

（1）肩关节90°外展位、肩关节0°位和肩关节90°前屈位，进行挂线作业疗法。

（2）肩关节90°外展位，利用上肢的上下惯力进行打锤作业疗法。

（3）肩关节0°位，进行长梭子穿梭纬线织物作业疗法。

（4）肩关节90°前屈位，进行编织、打结等各项作业疗法。

2. 改善肩关节外展功能

（1）通过纺织作业疗法或者利用长梭子穿梭作业疗法。

（2）利用滑轮重锤装置，增加在纺织作业过程中肩部外展时的阻力，以改善肩关节外展功能。

3. 改善肩关节上举功能

患者可进行屏风形棋盘游戏，在屏风形棋盘的格子当中有突起的栓子，可以在栓子上挂上环形的棋子。

三、老年肩周炎的预防方法

肩周炎是一种慢性疾病，给患者带来的痛苦较大。因此，康养师应让患者做到无病早防，有病早治。常用的预防措施有：①坚持体育锻炼，增强体质，提高抗病能力；②工作中注意遵守安全操作规程，避免损伤肩部；③受凉常是肩周炎的诱发因素，因此，为了预防肩周炎，患者应重视保暖防寒，勿使肩部受凉；④对于易引起继发性肩周炎的患者（如有糖尿病、颈椎病、肩部和上肢损伤、胸部外科手术以及神经系统疾病的患者），应尽早进行肩关节的主动、被动运动，以防止肩关节挛缩；⑤对于经常伏案、双肩经常处于外展位工作的人，应避免长期的不良姿势造成肩部慢性损伤；⑥坚持合理的肩部运动，以增强肩关节周围肌肉和肌腱的强度；⑦老年人要加强营养，补充钙质，防止骨质疏松脱钙，增强肩关节的稳定性；⑧研究表明，有40%的肩周炎患者患病5~7年后，对侧也会发生肩周炎，因此，对于已发生肩周炎的患者，除积极治疗患侧外，还应对健侧进行预防。

思考题

1. 老年肩周炎的临床分期。
2. 老年肩周炎的康复目标。
3. 老年肩周炎常用训练方法。
4. 老年肩周炎的预防方法。

本章参考文献

[1] 许学兵. 对症预防肩周炎 [J]. 食品与健康, 2021, 33 (12): 8-9.

[2] 曾闻. 肩周炎的预防与调养 [J]. 新农村, 2020 (1): 41.

[3] 云朵. 肩周炎的发生与防治 [J]. 新农村, 2018 (9): 41.

［4］苏雨霞.预防肩周炎五要点［J］.安全与健康，2018（7）：52.

［5］佚名.7种方法轻松预防肩周炎［J］.安全与健康，2016（5）：54.

［6］郑金美.背部肌肉节奏操 预防缓解五十肩［J］.饮食科学，2016（5）：29.

［7］朱立文.常动肩膀预防肩周炎［J］.长寿，2014（12）：24-25.

［8］徐晶，朱成林，赵增趁，等.浙北伤科牵张手法联合核心肌群稳定性训练对创伤性肩周炎患者肩胛骨动力障碍的影响［J］.新中医，2021，53（13）：170-174.

［9］马驰明.肩周炎的自我康复训练［J］.保健医苑，2021（5）：32-34.

［10］袁艳青.康复训练结合护理干预对肩周炎患者日常生活活动能力及生活质量的改善作用［J］.黑龙江中医药，2020，49（6）：371-372.

［11］黄应彪.体感互动康复训练在肩周炎患者社区康复中的应用研究［J］.石河子科技，2021（1）：60-61.

第十章　老年腰椎间盘突出症的养生与预防

知识目标

掌握老年腰椎间盘突出症的养生疗法；

熟悉老年腰椎间盘突出症的临床表现及诊治；

了解掌握老年腰椎间盘突出症的预防。

技能目标

具备熟练操作老年腰椎间盘突出症的养生疗法的能力。

第一节　老年腰椎间盘突出症的临床表现及诊治

腰椎间盘突出症（lubar disc herniation，LDH）主要是指腰椎间盘变性、纤维环破裂、髓核组织突出刺激或压迫脊髓或神经根所引起的一系列症状和体征的一种综合征，尤其是以 $L_3 \sim L_4$、$L_4 \sim L_5$、$L_5 \sim S_1$ 的椎间盘纤维环破裂，髓核突出最为常见，是腰腿痛最常见的原因之一。

一、老年腰椎间盘突出症的临床表现

（一）症状

1. 腰痛

腰痛是本病的早期症状，发生率在 90% 左右，多为慢性钝痛，也可是急性剧痛、刺痛，腰痛程度轻重不一，重者卧床不起，翻身困难，甚至体位变化都会出现剧痛。一般患者卧床休息后疼痛减轻，咳嗽、喷嚏或用力时疼痛加重。

2. 下肢放射痛与麻木

腰椎间盘突出多发生于腰椎第4~5节（$L_4 \sim L_5$）、腰椎第5节~骶骨第1节（$L_5 \sim S_1$）间隙，疼痛沿坐骨神经分布区域放射，一般是从下腰部向臀部、大腿后方、小腿外侧及足部放射。疼痛性质呈刺痛或电击样痛，常伴有麻木，且多为一侧疼痛，少数也可有双侧疼痛。

3. 下腹部或大腿前内侧痛

高位腰椎间盘突出使腰椎第1~3节（$L_1 \sim L_3$）神经根受累，出现神经分布区腹股沟或大腿前内侧痛。低位的 $L_4 \sim L_5$、$L_5 \sim S_1$ 椎间盘突出亦可出现腹股沟区、会阴部的牵涉痛。

4. 感觉异常

患肢可有发凉、发胀等自主神经受累的表现。

5. 神经功能损害

下肢无力或瘫痪，大小便障碍等。

（二）体征

1. 强迫体位和体位异常

强迫弯腰翘臀位步态及拘谨、跛行步态。

2. 脊柱侧弯

多数病人有不同程度的脊柱侧弯，可弯向健侧或患侧，这是椎间盘突出的重要体征。

3. 压痛及放射痛

多数病人存在病变部位棘突、棘突间隙及棘旁压痛，以及同侧臀部及沿坐骨神经的放射痛。

4. 直腿抬高试验阳性

多数病人直腿抬高试验（见图10-1）阳性。

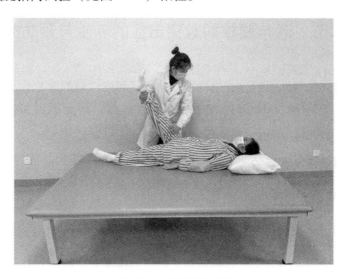

图 10-1 直腿抬高试验

5. 腱反射、肌力及皮肤感觉改变

根据受累神经支配范围可出现相应部位的感觉改变和腱反射减弱或消失。

二、老年腰椎间盘突出症的诊治

（一）辅助检查

1. 腰椎正、侧位 X 线片

腰椎正、侧位 X 线片可提供间接征象，对腰椎间盘突出症进行大致定位及初步诊断。

2. 腰椎间盘 CT 及腰部 MRI 检查

腰椎间盘 CT 及腰部 MRI 检查可清晰显示椎间盘突出的部位、大小、形态和神经根、硬膜囊受压移位情况，是明确腰椎间盘突出诊断最重要的方法。

3. 肌电图检查

肌电图检查可显示神经病变的性质、部位、范围和程度。

（二）诊断标准

康养师根据病史、症状、体征及影像学检查可进行诊断。

（1）腰痛及下肢痛呈典型的坐骨神经区域分布。

（2）皮肤感觉麻木，按神经区域分布。

（3）直腿抬高试验小于 70° 及直腿抬高加强试验阳性。

（4）出现四种神经体征中的两种征象（肌肉萎缩、运动无力、感觉减退和反射减弱）。

（5）与临床症状体征相符合的影像学检查征象。

第二节 老年腰椎间盘突出症的养生与预防方法

腰椎间盘突出症的养生一般分为急性期、恢复期和慢性期的康复疗法，通常急性期缓解时间约为 1 个月，80%～90% 的患者经保守治疗痊愈，部分患者可发展为慢性疼痛，10% 的患者需要手术治疗。

一、老年腰椎间盘突出症的养生疗法

（一）急性期的养生疗法

1. 卧床休息

急性腰痛患者疼痛剧烈时可短时间卧床休息，一般以 2～3 天为宜。不主张长期卧床，绝对卧床不应超过一周，因为绝对卧床休息对腰痛的恢复无积极治疗作用。长期卧床休息不仅会造成腰肌废用性萎缩，而且会使患者产生过多的心理负担，这些都不利于慢性下背

痛的恢复。另外腰痛患者适合睡铺有棉垫的硬床板（床垫的选择见图 10-2），过软的床垫会使脊柱处于侧弯状态，不利于患者休息。患者卧床休息一个阶段后，随着症状的改善，应尽快下床做简单的日常生活活动，防止肌肉萎缩，这也有助于纠正小关节功能紊乱，减少结缔组织粘连。

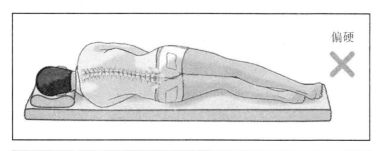

偏硬 ✕

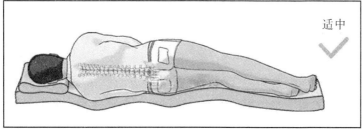

适中 ✓

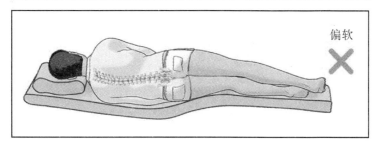

偏软 ✕

图 10-2 床垫的选择

2. 腰围制动

腰围多用帆布或皮革包以钢片制成，上起肋弓，下达腹股沟，起支撑作用。腰围不可长时间使用，以防止造成腰背肌肌力下降和关节活动度降低，从而使患者对腰围产生依赖性。患者佩戴腰围最多不要超过一个月，可在佩戴期间根据自己的实际情况做一定量的腰部肌力训练，如图 10-3 所示。

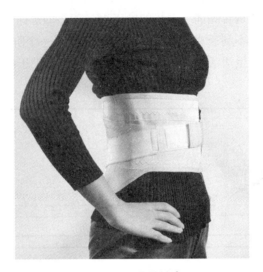

图 10-3　腰围制动

3. 手法治疗

手法治疗是国外物理康养师治疗下背痛常用的方法，主要起调整力量平衡、缓解疼痛，以及改善脊柱的活动度的作用。各种手法治疗都各成体系，各有其独特的操作方法，其中以 Maitland 的脊柱关节松动术、McKenzic 脊柱力学治疗法和悬吊训练（见图 10-4）最为常用。

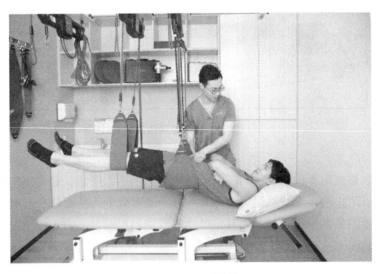

图 10-4　悬吊训练

4. 基础脊柱核心稳定训练

在患者可以承受的情况下，尽早进行基本的脊柱核心肌训练。其意义在于使患者学会核心肌群的前馈控制，保持脊柱中立位姿势，并将这一理念贯穿到日常生活活动中，以减轻急性期症状。

（1）缩腹运动：患者采用屈膝仰卧位，双足踩在治疗床床面上，先吸气，呼气时和缓地将肚脐向内、向脊柱缩（如图10-5所示），使腹部凹陷，避免代偿动作，如骨盆、肋骨运动、足部压力增大等。目的是激活腹横肌和多裂肌。患者也可以采取俯卧位，腹部放置压力仪，做生物反馈训练。

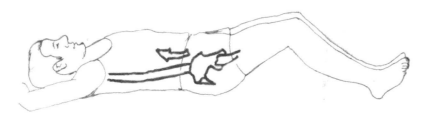

图 10-5　缩腹运动

（2）骨盆倾斜运动：患者屈膝仰卧位，背部垫枕，腰椎平放于床垫上，康养师帮助患者逐渐前倾或后倾骨盆，如图10-6所示。

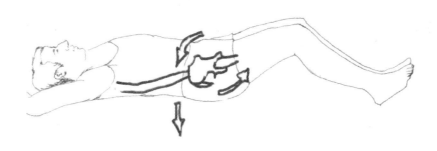

图 10-6　骨盆倾斜运动

（二）恢复期和慢性期的养生疗法

1. 合理的活动和正确的姿势

鼓励患者参加日常活动及运动如散步、游泳等，但需强调动作的安全和姿势的正确。

2. 运动疗法

进行腰椎稳定训练和脊柱的牵伸练习等，提高腰背肌和腹肌肌力，增强韧带弹性、改变和纠正异常力线、维持脊柱稳定，提高身体的控制力和平衡性。

腰椎稳定性训练进阶主要包括徒手练习、单一练习和综合器械练习，如瑞士球、平衡球、平衡板、悬吊绳等。下面简单介绍几种基本的练习方法。

（1）腹肌稳定性训练（见图 10-7）。

①仰卧交替抬腿。

仰卧在瑜伽垫上，下背部用力贴紧地面，上背部可抬起，或用手肘向身后撑地，双腿伸直，勾起脚尖。双腿交替在与地面呈 45°角和 70°角的区间内抬起落下。

②反向卷腹。

自然平躺一样将双手放在身体两侧，然后掌心朝下撑住。弯曲膝盖，脚靠近你的臀部，之后将膝盖抬起，让你的腿尽可能地靠近你的脸部。

注意，这个时候骨盆不要抬起离开地面，保持这个姿势为准备状态，以该姿势开始，将膝盖尽可能的拉向你的脸部，可以抬起臀部，将背部弯曲作"蜷缩"的样子在抬到最高点时停顿 1、2 秒，紧缩腹肌，使其得到充分刺激。

之后有控制的，缓慢的下放臀部。抬腿时用下腹的力量将臀部抬离地面，下落时脚跟不要着地。抬腿时呼气，下落时吸气，如此反复。

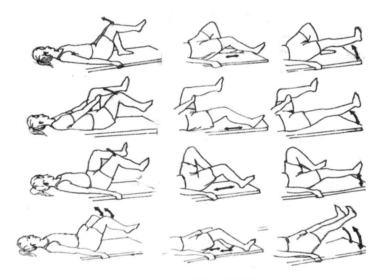

图 10-7　腹肌稳定性训练

（2）腰背肌稳定性训练（见图 10-8）。

①跪位练习：四点跪位，肩、髋保持在同一直线；②伸展上肢运动：呼气，伸展侧上肢与躯干平行，维持 5~10 秒，吸气恢复原位，两侧交替各 5 次为 1 组，重复 2 组；③伸展下肢运动：呼气，伸展一侧下肢与躯干平行，维持 5~10 秒，吸气恢复原位，两侧交替各 5 次为 1 组，重复 2~3 组；④伸展上下肢运动：呼气，伸展一侧上肢和对侧下肢与躯干平行，吸气复原位，两侧交替各 5 次为 1 组，重复 2~3 组。

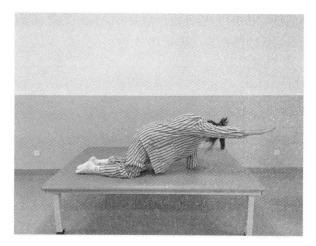

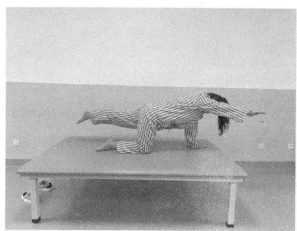

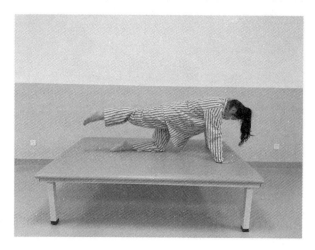

图 10-8　腰背肌稳定性训练

⑤俯卧抬腿运动（见图10-9）：俯卧位，膝关节平直，抬起双下肢（如不能完成，可抬起一侧下肢），维持5~10秒，放下，重复10次。

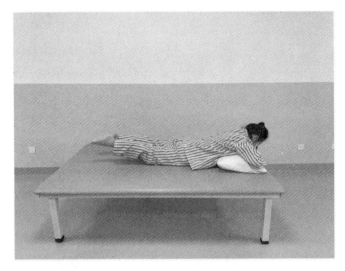

图 10-9　俯卧抬腿运动训练

⑥俯卧抬上身运动（见图10-10）：俯卧位，抬起上身，维持5~10秒，放下，重复10次。

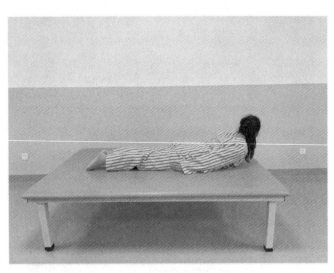

图 10-10　俯卧抬上身训练

⑦燕式运动（见图10-11）：俯卧位，双上肢后伸，上身和下肢同时抬起并后伸，维持5~10秒，放下，重复10次。

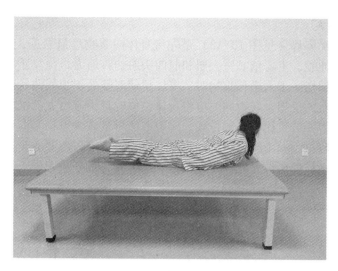

图 10-11　燕式运动训练

（3）腰方肌稳定性训练（见图 10-12）：侧卧位，呼气，单肘支撑，抬起上身及髋部，肩、膝、髋呈一直线，维持 5~10 秒，吸气恢复原位，10~15 次为 1 组，重复 2~3 组。对侧同法训练。

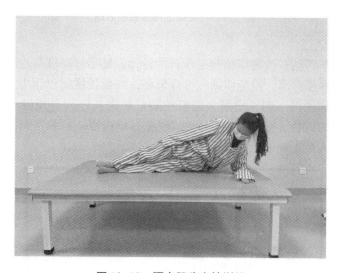

图 10-12　腰方肌稳定性训练

二、老年腰椎间盘突出症的预防

分析腰椎间盘突出症高发职业的工作环境及工作方式对脊柱的影响，尽可能改善工作环境，优化操作方式，提高机械化、自动化程度，降低劳动强度。这些预防原则也适用于日常生活。

1. 搬运作业工人

搬运重物的正确姿势（见图 10-13）是先将身体向重物尽量靠近，然后屈膝屈髋，再用双手持物，伸膝伸髋，主要依靠臀大肌和股四头肌的收缩力量提拿重物，这样可减少腰背肌的负荷，减少损伤。工人搬移重物时，要注意使双膝处于半屈曲状态，使物体尽量接近身体，减少腰背肌的负担，转方向时应将身体整体转身，避免上身扭转。

放重物时如果需要放置比较高的位置，应想办法尽量减少重物与高处的距离，比如把足下垫高。当重物较重，一个人搬运有困难时，应请人帮忙，不要一个人强搬。两个人或多人一起抬物时，动作要协调，尤其是在抬起、放下时，最好喊着号子，协调一致。

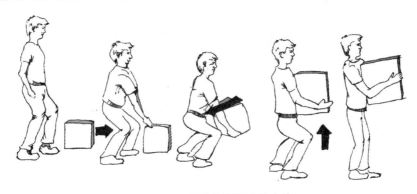

图 10-13　正确的搬运重物方法

2. 办公室工作人员

进行人体工程学评估，改善座椅与工作台的设计，显示屏高度与视线平行，椅背后倾120°，并加靠垫支撑腰背部，避免伸颌、弓背坐姿，减低腰椎间盘压力，组织进行工间体操，放松肌肉。合理使用空调，室温太低可使腰背肌肉及椎间盘周围组织的血液运行障碍，增加发生腰痛的机会。空调温度调节在 26° 左右较适宜，避免空调的风口对着腰部及后背。办公室工作人员正确的坐姿见图 10-14。

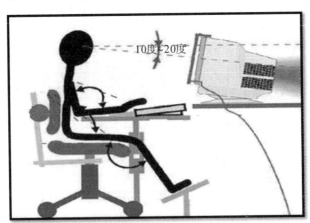

图 10-14　办公室人员正确的坐姿

3. 汽车司机

汽车司机应把座位适当地移向方向盘，使方向盘在不影响转向的情况下尽量靠近胸前，同时靠背后倾角度以100°为宜，并调整座位与方向盘之间的高度。座位过低双肩及上肢易疲劳，过高则易使腰椎前屈，增加了腰部的负荷，诱发腰椎间盘突出症。汽车司机应尽量避免连续开车，需要长时间开车时，宜中途停车休息5~10min，走出驾驶室，做一些腰部的保健体操活动。

4. 家务劳动

人们做家务劳动时应避免腰部长时间过度屈曲，如洗衣、择菜，切菜应将物品置于齐腰的高度或调节座椅至合适高度；扫地、拖地时，应将扫帚或拖把的杆加长，清扫较大或多个房间时，应合理安排中途休息。

思考题

1. 老年腰椎间盘突出症的症状有哪些？
2. 老年腰椎间盘突出症急性期、恢复期及慢性期的养生疗法有哪些？
3. 老年腰椎间盘突出症的预防方法。

本章参考文献

[1] 张伟. X线诊断腰椎间盘突出症的临床效果研究 [J]. 山西医药杂志，2021，50 (24)：3372-3374.

[2] 李危石. 预防腰椎间盘突出 [J]. 健康博览，2020 (11)：20-21.

[3] 凌建春. 生活中预防腰椎间盘突出的方法 [J]. 健康向导，2020，26 (4)：29.

[4] 陈萌. 如何使腰椎间盘突出患者康复 [J]. 幸福家庭，2020 (14)：92.

[5] 蒋中原，雷龙鸣，卢栋明，等. 腰椎间盘突出症的中医"治未病"健康管理模式探析 [J]. 大众科技，2020，22 (5)：67-69.

[6] 刘安平. 椎间盘突出症的治疗和预防 [J]. 人人健康，2020 (5)：41.

[7] 胡文明. 腰椎盘突出症的康复治疗 [J]. 花炮科技与市场，2020 (1)：101-102.

[8] 闻江洋，王红俊. 运动康复疗法在腰椎间盘突出症康复中的应用及必要性研究 [J]. 文体用品与科技，2019 (20)：3-4.

[9] 腰椎间盘突出症诊疗中国疼痛专家共识 [J]. 中国疼痛医学杂志，2020，26 (1)：2-6.

[10] 朱小丽. 核心肌群康复训练联合疼痛护理在腰椎间盘突出症中的应用效果 [J]. 黑龙江医学, 2021, 45 (22): 78-79.

[11] 闵瑜, 李陶韬, 周海旺, 等. 悬吊核心运动训练对腰椎间盘突出症患者多裂肌形态的影响 [J]. 中国医药科学, 2021, 11 (19): 14-37.

[12] 廖军锋, 黄希照, 龙桂花, 等. 核心肌群训练联合俯卧位牵引对腰椎间盘突出症的疗效分析 [J]. 中华生物医学工程杂志, 2021, 27 (4): 409-413.

[13] 郑海伦, 王珊, 郭金花, 等. 核心肌群训练对腰椎间盘突出患者术后康复的影响 [J]. 国际护理学杂志, 2021, 40 (15): 82-86.

[14] 张文文. 肌力定制训练联合疼痛干预在腰椎间盘突出症患者护理中的应用 [J]. 中国疗养医学, 2021, 30 (8): 20-22.

第十一章　自理老人的康乐活动

知识目标

掌握老年人康乐活动的项目内容；
了解康乐活动的定义、特征和分类。

技能目标

具备实施康乐活动的能力；
具备根据老年人具体情况判断使用何种康乐活动的能力。

第一节　老年康乐活动概述

一、老年康乐活动的概念

老年康乐活动是指针对老年人群的心理和生理特点，在老年康养师的辅导下，通过语言交流、肢体活动、老年志愿服务等活动形式开展的各类活动，以满足老年人心理和生理的需要，促进其健康生活，提高老年人生活质量。

二、老年康乐活动的特征

组织老年康乐活动能够为老年人提供参与老年康乐活动的机会，提高生活满意度。这一理念也在社区和养老机构中逐渐达成共识。最新的研究表明，老年康乐活动对于提高老年人日常生活活动能力也有一定的帮助。

老年康乐活动具有以下特征：不是"空闲时间的娱乐"，是帮助老年人找到生活的乐趣；活动的重点是"在日常生活中找到生活的乐趣和意义"。

恢复老年人机体功能和提高老年人自立生活能力的康乐活动，能提高老年人生活、生命质量，恢复其日常生活活动能力。

三、老年康乐活动的分类

老年康乐活动按照操作类型主要分为：智力类康乐活动、实践操作类康乐活动、运动类康乐活动、音乐类康乐活动、节日主题类康乐活动。

（一）智力类康乐活动

年龄增长会使老年人记忆能力减退，为延缓记忆能力衰退，智力类康乐活动应运而生。智力类锻炼与记忆锻炼息息相关。智力锻炼会促进记忆功能改进，而记忆功能的改善又会进一步推动老年人智力的恢复。

（二）实践操作类康乐活动

实操类康乐活动可以使老年人集中精神，增强注意力和记忆力，增强体力和耐力，从而使老年人获得满足感，重建对生活的信心。

1. 书画创作

书画创作一方面可以满足老年人在社交和书画能力发展方面的需要；另一方面也可以让老年人通过书画创作产生自由联想来稳定和调节情感，发泄不良情绪，进而达到调节情绪的目的。

2. 手工制作

通过使用剪刀、小刀、胶水等工具，重复剪、贴、捏、搓、揉等手部精细动作，锻炼老年人动手能力，提高老人手脑协调性。

3. 作业训练

作业训练是针对老年人日常自理能力的训练，老年康养师可从日常生活活动、劳动中，选出他们感兴趣并能帮助老年人恢复机体功能和技能的活动。例如刺绣针织、做饭、叠衣服等，还有操作作业类的活动，例如园艺、厨艺等，通过操作活动充分刺激老年人的感官和大脑，促进老年人的身心愉悦。

（三）运动类康乐活动

运动可以刺激大脑，避免老年人长时间待在室内，减少失能，改善抑郁等情绪。同时，体育锻炼可以改善肌肉张力、骨骼强度、心血管系统、认知功能。已有科学报告指出，体育运动可以降低罹患认知症的风险。

（四）音乐类康乐活动

用音乐元素展开康乐活动，达到身体或心理锻炼的活动就是音乐康乐活动。音乐类活动在老人中比较受欢迎，其通过歌唱等活动形式可以释放负面情绪，锻炼心肺功能。音乐类活动还能增加老人的社会交往能力。此外还有歌曲讨论、音乐回忆、音乐想象等方法。

（五）节日主题类康乐活动

根据不同的季节、节日或事件选择主题后，选择音乐、运动、手工、美术、益智等不同的活动形式，变换成与主题相呼应的内容。这样的活动与现实时间和日常活动结合紧密，具有很好的活动效果。

第二节 智力类康乐活动

随着年龄增长，人的智力存在衰退现象，会表现为观察力、注意力、记忆力、思维力和想象力的退化。但积极有效地组织老年人参与智力类康乐活动能延缓智力退化的程度，同时还能娱乐老年人身心，丰富他们的日常生活。

由于老年人的智力存在生理性的衰退，所以康养师需要为老年群体设计适用于他们的生理功能状态的康乐活动。

设计这些康乐活动的原则主要包括：内容选择需要有针对性，内容难度、时长需适宜，活动形式重趣味而少竞技，整体活动以老年人为主。

一、老年智力类康乐活动案例及说明

（一）个人形式的智力康乐活动

活动目的：通过找不同、填字、搭积木等方法，锻炼老年人日益退化的智力，从而使其维持一个较好水平的观察力、思维力、想象力和记忆力。这些方法同样适用于早期或轻度认知障碍患者，能有效延缓认知症的进展。

活动对象：自理、早期或轻度认知症老年人。

准备物品：适合书写的桌椅，文具。

场地与环境：室内，光线充足。

活动内容：

1. 找不同

康养师给出两张类似但又有区别的图案（如图 11-1 所示），让老年人找出这两张图案的差异，还可以根据老年人的游戏情况调整图案的难度。

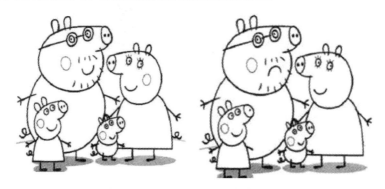

图 11-1 找区别的图案案例

2. 填字游戏

该游戏适用于有一定书写能力的老年人，康养师可以事先准备好需要填字的表格（如图 11-2 所示）。

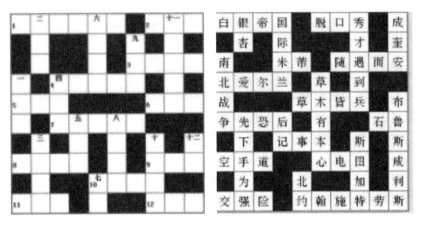

图 11-2　填字游戏

3. 七巧板

给出一个图案的剪影，然后用七巧板拼凑出相应的图案（如图 11-3 所示）。

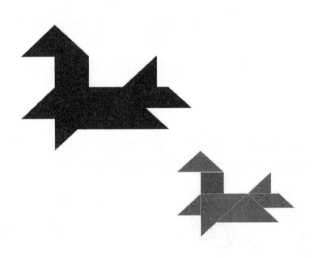

图 11-3　七巧板

注意事项：为增加活动的趣味性，可以引入一定的竞争机制。所有活动都应以老年人的感受为主，康养师切不可喧宾夺主。个人活动时间不宜过长，15~30 分钟为宜。

（二）团体形式的智力活动

活动目的：团体形式的智力活动除了能达到锻炼智能，延缓智力衰退的目的，还能增强老年人之间的沟通交流，加强老年人与社会的联系，从而达到使老年人愉悦身心的目的。

活动对象：自理老年人。

准备物品：桌椅。

场地与环境：室内，光线充足。

1. 词语接龙

老年人围坐在一起，由康养师说出词汇，然后第一个参与者说出以上一个词汇最后一个字开始的词汇，依次开始（如图 11-4 所示）。康养师可以根据活动状况调整难度，比如可以说出同音字组成的词。

申请——请客——客人——人家——家里——里面
匹夫——夫人——人家——家中——中国——国家
互相——相信——信任——任务——务工——工人
京城——城市——市长——长大——大人——人民
泪水——水车——车子——子女——女人——人家
洋气——气体——体育——育才——才华——华丽
拥抱——抱住——住下——下楼——楼层——层次
抱住——住下——下面——面包——包子——子女
相信——信任——任务——务工——工人——人民
洋人——人家——家中——中国——国家——家长

图 11-4 词语接龙

2. 棋牌类游戏

根据老年人的习惯组织相应的棋牌活动，如围棋（见图 11-5）、象棋、麻将、扑克等。

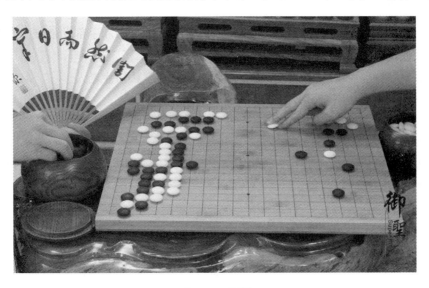

图 11-5 围棋

注意事项：避免晚间活动，避免长时间活动。定时观察老年人身体状况，以防其出现身体不适。对于棋牌类康乐活动要严禁赌博行为。

第三节　实践操作类康乐活动

实践操作类康乐活动可以防止老人功能障碍和残疾的加重，促进老人身心健康，维持或改善老年人机体功能，从而提高老年人生活质量。其具体作用有：

（1）促进老年人机体功能的恢复。

老年人参加实践操作类康乐活动能增强肌力、肌耐力，改善关节活动度，减轻疼痛和缓解症状，改善灵活性，促进感觉恢复。例如园艺、木工可以增加上肢的肌力和耐力，改善其肩关节、肘关节、腕关节活动范围，改善手眼协调性。

（2）有助于改善精神状况。

老年人参加实践操作类康乐活动能增强其独立感，减少依赖性，建立信心；成功的作品能提高老年人的成就感和满足感；活动过程可以调节精神和转移老年人注意力；调节情绪，促进心理平衡；改善认知、知觉功能。

（3）促进老年人残余功能最大限度地发挥。

老年人参与操作类康乐活动，可以预防肌肉萎缩、减轻或预防畸形发生，提高对疼痛的忍受能力。实践操作类康乐活动案例说明及展示如下。

一、手工制作

活动目的：通过手工制作强化手指活动，有利于介护预防和手部功能恢复，延缓脑部衰老，同时通过演示成品能增强老年人的自信心。

活动对象：自理、眼部及手部功能良好、早期或轻度认知症老人。

准备物品：大桌、座椅、剪纸刀、画笔、正方形彩纸。

场地与环境：室内，移除障碍物，保证充分的活动空间。

1. 剪窗花

可以现场演示剪窗花的操作（如图11-6所示），也可以一起观看视频学习，或者有老年人会的可以直接教学演示。

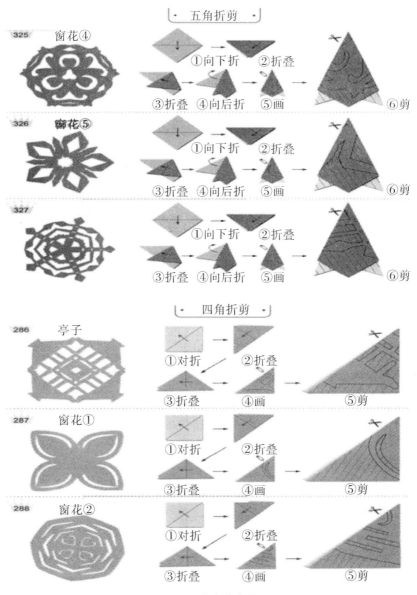

图 11-6　剪窗花步骤图

2. 撕纸花

用完成的画作（如图 11-7 所示）介绍撕纸画，解释制作流程和粘贴技巧。分发撕纸用纸、胶水、画笔、模板等；把模板上的画临摹在撕纸上，然后撕下来。针对无法完成的老人，康养师提前准备撕好的纸，老人使用胶水将纸粘贴到空白模板上，并利用彩色笔把画补充完整。

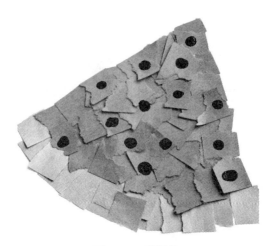

图 11-7　撕纸花

注意事项：活动前确认老年人身体状况，准备活动要充分。活动过程中如使用剪刀，需注意安全，活动结束后及时收回。

二、书画创作

活动目的：强化手指活动，有利于介护预防和手部功能恢复，延缓脑部衰老。

活动对象：健康、早期或轻度认知症，眼部及手部功能良好老人。

准备物品：大桌、座椅、色彩笔、空白画纸。

场地与环境：室内，移除障碍物，保证充分的活动空间。

1. 涂色活动

向大家展示已经涂色好的完成品，介绍涂色的技巧，然后让大家选择自己喜欢的空白画纸和填色提示（见图 11-8），分发色彩笔。涂色过程中观察老人的运笔，手部活动能力等，如果提前完成涂色可以再多涂几张。完成后向大家展示成品。

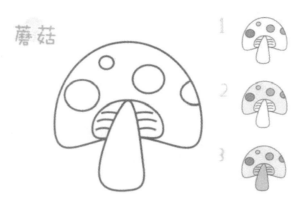

图 11-8　空白画板和填色提示

注意事项：对于手部力量弱者，可以用油画棒、水彩笔涂色，手部力量强者，可以用蜡笔涂色。使用的画板最好用涂色空间大一些的，对于健康老人可以提高难度，使用类似《秘密花园》等模板。涂色过程中注意老人坐姿，防止眼部疲劳，20分钟左右要站起来活动，并注意补充水分。

三、作业治疗

活动目的：通过园艺或插花等欣赏当季新花，愉悦身心。

活动对象：健康、早期或轻度认知症，眼部及手部功能良好老人。

准备物品：大桌、座椅。

场地与环境：能容纳参加者的场地。

1. 插花（见图11-9）

选择当季鲜花，进行简单的修剪，然后自主插花，完成后大家一起展示成品。

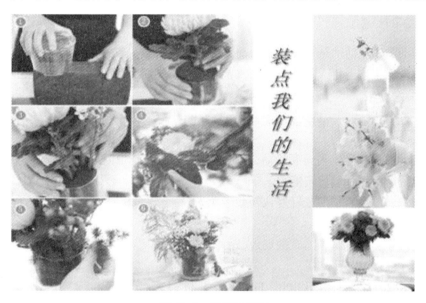

图11-9　插花示意图

2. 种植（见图11-10）

选择自己喜欢的植物种子，铺撒在铺好泥土的花盆中，然后再铺一层薄土，浇水并放置在合适位置即可。

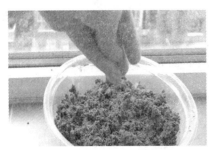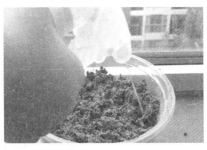

图 11-10　种植示意图

注意事项：花剪、美工刀使用要注意安全，用完后及时回收。插花使用的花泥要准备柔软易插入的。

第四节　运动类康乐活动

老年运动类康乐活动是老年康乐活动的重要组成部分，它以老年人为对象，以强身健体、延年益寿、丰富老年人文化生活、改善老年人精神面貌为目的，属于轻松和缓的运动类康乐活动。

一、肢体局部运动的康乐活动

活动目的：通过身体和局部活动，促进脑血流量，调整和提高大脑和内脏器官功能；维持老年人局部组织和脑协调能力。

活动对象：健康、早期或轻度认知症老年人。

准备物品：椅子，水。

场地与环境：能容纳参加者的场地。

1. 手指操

手指操共 20 节，具体操作如图 11-11 至图 11-32 所示。

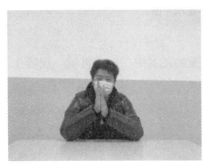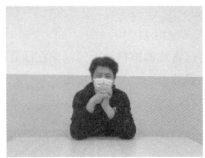

图 11-11　热身（搓手左，转腕右）

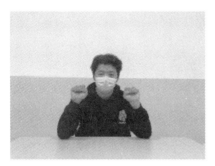
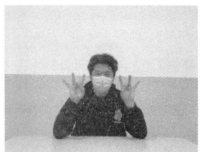

图 11-12 热身（握拳左，对指右）

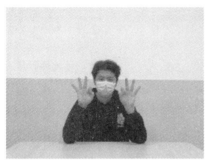
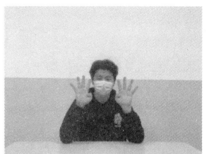

图 11-13 第一节 数数

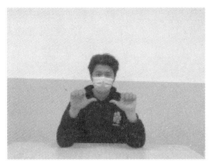
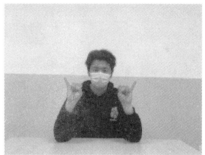

图 11-14 第二节 对称伸出拇指小指

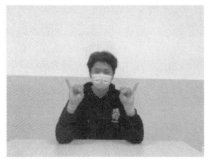
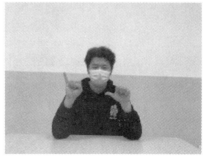

图 11-15 第三节 不对称伸出拇指小指

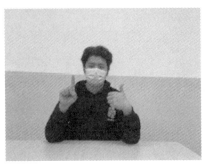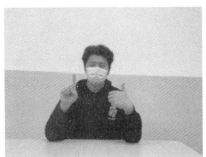

图 11-16　第四节　同时伸出拇指小指

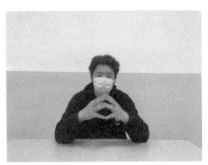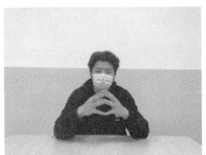

图 11-17　第五节　对指旋转

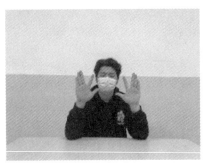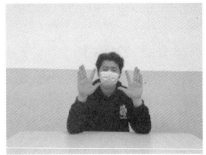

图 11-18　第六节　分指

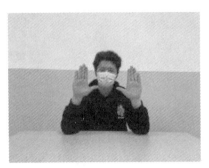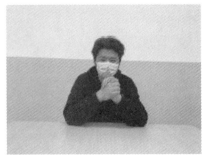

图 11-19　第七节　合掌紧握

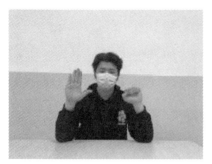
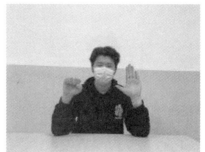

图 11-20　第八节　拳掌交替

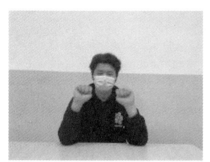
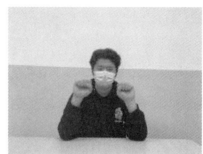

图 11-21　第九节　握拳　拇指在内　拇指在外

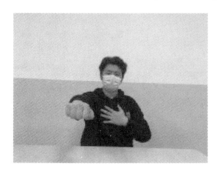
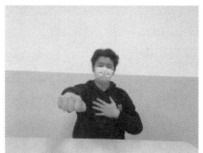

图 11-22　第十节　拳掌推送

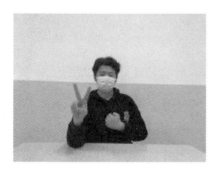
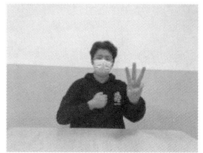

图 11-23　第十一节　推掌数数

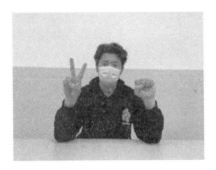
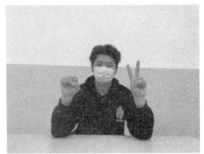

图 11-24　第十二节　拳剪交替

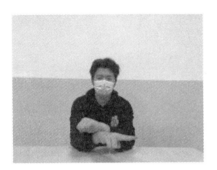
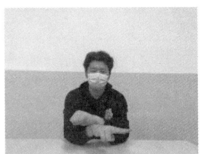

图 11-25　第十三节　拳剪上下交替

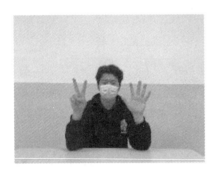
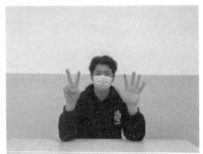

图 11-26　第十四节　二五交替

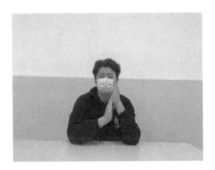
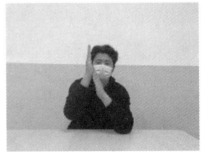

图 11-27　第十五节　节节高

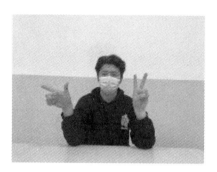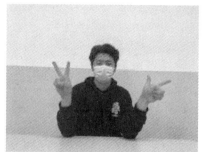

图 11-28　第十六节　二八交替

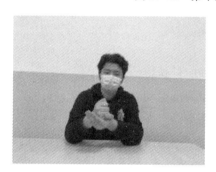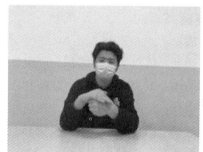

图 11-29　第十七节　拳掌上下交替

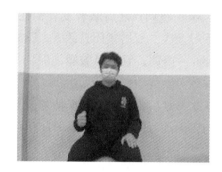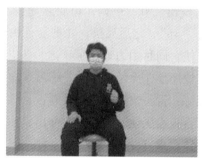

图 11-30　第十八节　捶腿搓腿同步动作

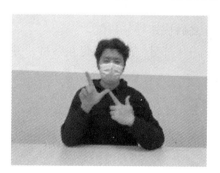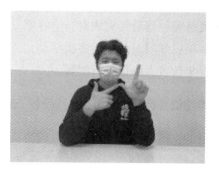

图 11-31　第十九节　八字节节高

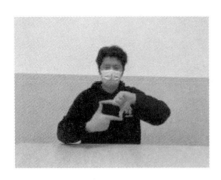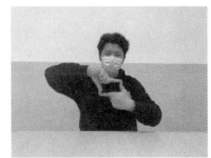

图 11-32　第二十节　八字旋转

2. 口腔操

运动方法：

①腰部运动：将双手叉于腰部，顺时针、逆时针转腰。

②肩部运动：双手叉于腰部，往前和往后做肩部运动。

③颈部运动：前屈和后屈颈部，在前屈状态下做空吞咽的动作。

④下颌运动：拇指顶于下颌部，张口且给予一定阻力，将口张至最大时保持 5 s 后予以放松，之后往左右移动下颌。

⑥唇部与构音练习：首先张开口发出"ya"声调，重复 5 次且保持 5 s 发音频率相同；将牙齿咬紧发出"yi"声调；口唇隆起发出"wu"声调；之后联合发音，在发出"yi"时，则发出"wu"，之后放松，并重复且快速练习 5 次；双唇紧闭持续 5 s 后放松，双唇将压舌板压住，同时用力地闭紧，之后发出"pai"声调；紧闭且鼓腮，保持 5 s 后含空气，于左右快速地在面颊内传动，练习 5 次，并练习吹气动作。

⑦舌训练：舌头快速地伸缩及卷舌，维持 5 次，之后舌头来回转换伸缩及舔左右唇角各 5 次，压舌板需压住舌尖，舌尖伸出，往上与舌侧练习抗阻力；口唇紧闭使用舌体将左右面颊部顶住；重复发出"ba、da、la、ga"音。

⑧使用上肢予以自我穴位按摩：先指导老年人选取穴位和按摩的手法等，穴位按摩顺序为百会、廉泉、风府、哑门、承浆、下关、颊车以及地仓穴位。

⑨呼吸练习：当吸气完成时行空吞咽动作，之后快速呼一口气。

注意事项：学习时可分为多次活动，每次学习一部分。手指操贵在坚持，并不要求标准。可选择坐位或者卧位进行锻炼。

二、传统健身运动（太极拳/八段锦/五禽戏）

活动目的：通过运动锻炼老年人的协调平衡能力，预防跌倒；团体活动能促进老年人的沟通交流，愉悦身心。

活动对象：健康老年人，轻度认知症老年人，活动能力较好的老年人。

准备物品：水。

场地与环境：能容纳参加者的场地。

1. 太极拳（见图 11-33）

24 式简化太极拳也叫简化太极拳，是国家体委（现为国家体育总局）于 1956 年组织太极拳专家汲取杨氏太极拳之精华编串而成的。尽管它只有 24 个动作，但相比传统的太极拳套路来讲，其内容更显精练，动作更显规范，并且也能充分体现太极拳的运动特点。

（1）起式。

太极起式要自然，含胸拔背头顶悬。屈膝松腰向前看，松肩垂肘气丹田。

（2）左右野马分鬃。

野马分鬃抱球起，一前一按斜上举。弓步向前似猫行，虚实转换要清晰。

（3）白鹤亮翅。

白鹤亮翅展翅娇，左按右挑至眉梢。右实左虚足尖点，沉肩坠肘要记牢。

（4）搂膝拗步。

搂膝拗步斜中行，一手按膝一手拥。坐腕舒掌朝前打，分清虚实转换灵。

（5）手挥琵琶。

手挥琵琶抱在胸，左前右后身前迎。右实左虚足跟点，沉肩坠肘要记清。

（6）左右倒卷肱。

坠身退步倒卷肱，撤步足尖点地行。退步之后成虚步，转腰松胯手前拥。

（7）左拦雀尾。

棚手前举要撑圆，将手用劲在掌中。挤手着力在手背，按手劲起在腰功。

（8）右拦雀尾。

棚手前举要撑圆，将手用劲在掌中。挤手着力在手背，按手劲起在腰功。

（9）单鞭。

左手推出拉单鞭，右手钩子在后边。弓步足跟先着地，虚实转换记心间。

（10）云手。

云手三进上下翻，一左一右在面前。

（11）单鞭。

左步横跨数二次，再拉单鞭又以遍。

（12）高探马。

高探马上栏手穿，左拦右边马上边。足尖点地左虚步，沉肩垂肘要记全。

（13）右蹬脚。

右蹬脚式腿上功，力发腰部要记清。左足站立身要稳，右脚提起向前蹬。

（14）双峰贯耳。

双峰贯耳两笔圆，二拳钳形在眼前。

（15）左蹬脚。

提膝弓步向前迈，转身左脚蹬一番。

（16）左下势独立。

下式独立随峰连，一钩一掌往前穿。

（17）右下势独立。

下式独立随峰连，一钩一掌往前穿。

（18）左右穿梭。

摇化单臂向上送，一托一推手上功。弓步向前两斜角，左右穿梭一般同。

（19）海底针。

海底金针手下插，左按右插顶勿斜。左虚右实足尖点，气沉丹田松腰胯。

（20）闪通臂。

闪通臂上托架功，右架左推向前拥。提膝弓步向前迈，松胯松腰记心中。

（21）转身搬拦捶。

转身搬拦捶向前，右搬左拦莫等闲。右脚外撇左脚进，弓步捶打护肘间。

（22）如封似闭。

如封似闭护正中，前后仰俯不可行。向后下按足尖跷，向前双手朝前拥。

（23）十字手。

十字手法变无穷，两臂环抱交在胸。右脚要向左脚靠，松腰垂肘腰要松。

（24）收势。

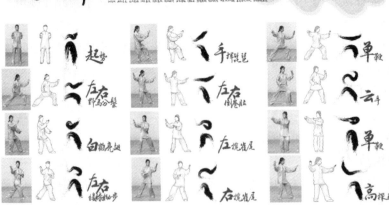

图 11-33　太极拳

2. 八段锦（见图11-34）

第一式：两手托天理三焦；第二式：左右开弓似射雕。

第三式：调理脾胃须单举；第四式：五劳七伤往后瞧。

第五式：摇头摆尾去心火；第六式：两手攀足固肾腰。

第七式：攒拳怒目增气力；第八式：背后七颠百病消。

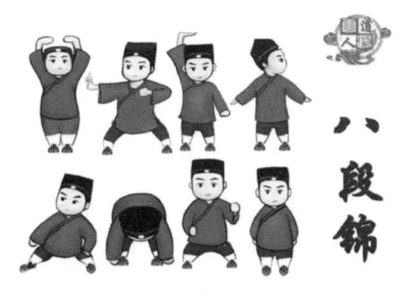

图11-34 八段锦

3. 五禽戏（见图11-35）

（1）熊戏。

预备式：身体自然站立，两脚平行分开与肩同宽，两臂自然下垂，两眼平视前方，凝神定气。

功法操作：重心右移，右腿屈膝，左脚收至右脚内侧，左足尖点地，左脚向左前方迈出一步，脚跟先着地，然后重心前移成左弓步，左肩向前下下沉，身体随重心前移由右至左晃动两圈，重心再后移至右腿，收左脚踏实，提右脚，右脚尖点于左脚内侧。右脚向右前方跨一步，接行右势，唯方向相反，一左一右为1次，共做6次。如果场地条件允许，可作行步功法，向前行进练习。在练功中意念自己好比熊在移动，同时配合自然深长的呼吸。

（2）虎戏。

预备式：脚跟并拢成立正姿势，松静站立，两臂自然下垂，两眼平视前方。

左式：① 两腿屈膝下蹲，重心移至右腿，左脚虚步，脚掌点地、靠于右脚内踝处，同时两掌握拳提至腰两侧，拳心向上，眼看左前方。② 左脚向左前方斜进一步，右脚随之跟进半步，重心坐于右腿，左脚掌虚步点地，同时两拳沿胸部上抬，拳心向后，抬至口前两拳相对翻转变掌向前按出，高与胸齐，掌心向前，两掌虎口相对，眼看左手

右式：①左脚向前迈出半步，右脚随之跟至左脚内踝处，重心坐于左腿，右脚掌虚步点地，两腿屈膝，同时两掌变拳撤至腰两侧，拳心向上，眼看右前方。②与左式2同，唯左右相反。如此反复左右虎扑，次数不限。

（3）猿戏。

预备式：脚跟并拢成立正姿势，两臂自然下垂，两眼平视前方。

左式：①两腿屈膝，左脚向前轻灵迈出，同时左手沿胸前至口相平处向前如取物样探出，将达终点时，手掌撮拢成钩手，手腕自然下垂。②右脚向前轻灵迈出，左脚随至右脚内踝处，脚掌虚步点地，同时右手沿胸前至口平处时向前如取物样探出，将达终点时，手掌撮拢成钩手，左手同时收至左肋下。③左脚向后退步，右脚随之退至左脚内踝处，脚掌虚步点地，同时左手沿胸前至口平处向前如取物样探出，最终成为钩手，右手同时收回至右肋下。

右式：动作与左式相同，唯左右相反。

（4）鹿戏。

预备式：身体自然直立，两臂自然下垂，两眼平视前方。

左式：①右腿屈膝，身体后坐，左腿前伸，左膝微屈，左脚虚踏；左手前伸，左臂微屈，左手掌心向右，右手置于左肘内侧，右手掌心向左。②两臂在身前同时逆时针方向旋转，左手绕环比右手大些，同时要注意腰胯、尾闾部的逆时针方向旋转，久之，过渡到以腰胯、尾闾部的旋转带动两臂的旋转。

右式：动作与左式相向，唯方向左右相反，绕环旋转方向亦有顺逆不同。

（5）鸟戏。

预备式：两脚平行站立，两臂自然下垂，两眼平视前方。

左式：①左脚向前迈进一步，右脚随之跟进半步，脚尖虚点地，同时两臂慢慢从身前抬起，掌心向上，与肩平时两臂向左右侧方平举，随之深吸气。②右脚前进与左脚相并，两臂自侧方下落，掌心向下，同时下蹲，两臂在膝下相交，掌心向上，随之深呼气。

右式：同左式，唯左右相反。

注意事项：学习时可分为多次活动，每次学习一部分。运动时要观察老年人的疲劳程度，根据老年人的能力调整锻炼时间和频数。

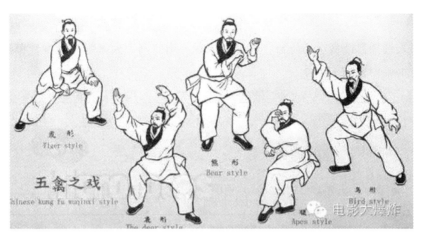

图 11-35 五禽戏

第五节 音乐类康乐活动

音乐类康乐活动主要是通过演唱和演奏来实现的。

活动目的：通过演唱或演奏歌曲提高老年人记忆力，同时团体活动也能增强老年人的社交能力，演唱和演奏都具有一定的运动效果，能增强老年人的心肺功能。

活动对象：可以坐起的老人。

准备物品：椅子、水、音乐播放设备。

场地与环境：能容纳参加者的场地。

1. 唱歌（见图 11-36）

唱歌形式可以多样，比如可 5~6 人一组，设定一个主题词（如花、鸟、月等），看谁唱的歌多；或者将老年人分为两组，分别演唱不同的曲目，看哪一组的曲调先被带跑。

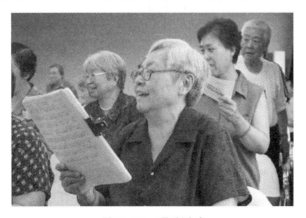

图 11-36 唱歌活动

2. 演奏

让老年人选择自己喜欢的乐器，试奏出声音。用曲调带大家练习节奏，单独练习后一起合奏。打击乐器见图11-37。

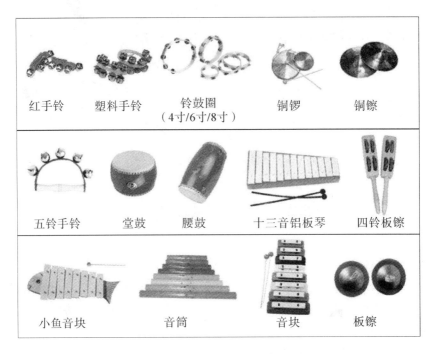

红手铃　　塑料手铃　　铃鼓圈　　铜锣　　铜镲
　　　　　　　　　　（4寸/6寸/8寸）

五铃手铃　　堂鼓　　腰鼓　　十三音铝板琴　　四铃板镲

小鱼音块　　音筒　　音块　　板镲

图 11-37　打击乐器

注意事项：选用歌曲符合老年人的年龄。人数不足时，康养师也可以参与。唱歌之前先做一些简单的发声练习，如"啊""一"等。演奏时让参加的老人使用各自能够操作的乐器。根据演奏者水平选择难易度合适的乐曲。

第六节　节日主题类康乐活动

康乐活动的持续性开展能提升老年人的生存意愿。结合节日开展主题活动，能让康乐活动的生命力更持久。

康养师可以根据地方特色，结合季节和节日开展主题活动。

活动目的：娱乐身心、丰富生活；减轻老人孤独感，让老人感受节日氛围；增进长者、家属、工作人员之间的交流。

活动对象：所有老人。

场地与环境：能容纳参加者的场地，阳光充足，适合蔬菜生长的位置。

1. 重阳节主题活动

健康老年人和手部灵活的老年人可以进行插花等活动，然后布置整个养老机构。所有老年人都可欣赏插花作品。如可选择菊花（见图 11-38）进行插花活动。

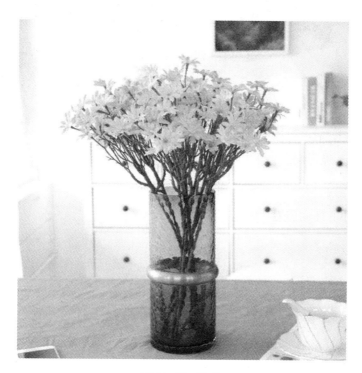

图 11-38　菊花

2. 春节活动

健康和手部灵活的老年人可以组织剪窗花（见图 11-39），布置养老机构。所有老年人一起欣赏成品窗花。

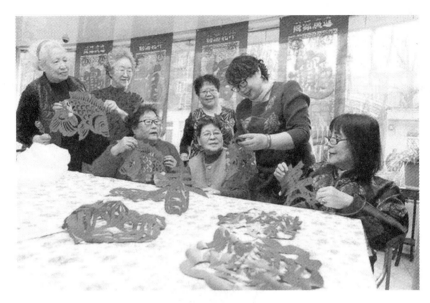

图 11-39　剪窗花

注意事项：小心使用剪刀。

思考题

1. 请为中秋节制定一份康乐活动。
2. 适合轮椅老人的康乐活动有哪些？
3. 轻度认知障碍老年人能否参加康乐活动？可以参加哪些康乐活动？

本章参考文献

[1] 陆建华. 简述康乐产业发展促动国民素质提高 [J]. 科技信息, 2010
(25)：212.

[2] 李敏, 彭芳, 颜丽霞, 等. 实施康乐活动教学效果研究 [J]. 中国医药科学,
2017, 7 (18)：26-28, 39.

第十二章　老年辅助器具产品的使用

知识目标

掌握常见助行器的使用方法及注意事项；

熟悉各种辅助器具的使用方法；

了解常见假肢矫形器的使用方法及注意事项。

技能目标

具有为病人提供合适的辅助器具和（或）辅助技术服务的相关知识与能力，最大限度地提高病人的生活自理能力，使病人达到真正回归家庭、社会的能力；

具有帮助老人更好地适应康复器材的能力，并具有判断康复器材对老年人效果的能力；

具有能够判断康复器材的风险并进行合理规避的能力。

第一节　助行器的使用及注意事项

一、助行器概述

辅助人体行走的器具称为助行器。利用助行器保持患者身体平衡，减少下肢承重，缓解疼痛，改善步态和步行功能的程序和方法称为助行器使用技术。患者应根据自身平衡能力及支撑强度的需要而选择助行器，一般采用无动力式助行器，如杖类助行器和助行架。

（一）适应症与禁忌症

（1）适应症：偏瘫、截瘫、下肢肌力减退、下肢骨与关节病变、下肢关节疼痛、平衡功能障碍、单侧下肢截肢、早期穿戴假肢、偏盲或全盲、老年人等。

（2）禁忌症：严重的认知功能障碍、严重的平衡功能障碍等。

（二）助行器使用目的

（1）减轻下肢负荷，支持体重。

（2）保持平衡。

（3）增强肌力。

（4）缓解疼痛，改善步态。

（5）辅助移动及行走。

（6）其他目的：代偿畸形，用作探路器等。

二、助行器的使用及注意事项

（一）杖类助行器

1. 手杖

（1）手杖适用对象。

①单足手杖（见图12-1）：握力好、上肢支撑力强的病人，如偏瘫病人、老年人。

②三足手杖（见图12-2）：平衡能力稍欠佳、使用单足手杖不安全的病人。

③四足手杖（见图12-3）：平衡能力欠佳、臂力较弱或上肢患有帕金森病、用三足手杖不够安全的病人。

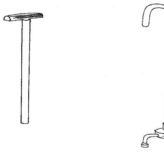

图12-1　单足手杖　　　　图12-2　三足手杖　　　　图12-3　四足手杖

（2）手杖长度的测量。

①单足手杖长度测量：无直立困难患者。

将不可调的手杖的套头去除，翻过来（足朝上，把手朝地），将把手放地板上，垂直地靠于患者身侧，在与患者前臂尺骨茎突水平平齐处于手杖上做一记号，锯去多余的长度，套回套头即可。如为可调节的手杖，不必翻过来，就地按以上标准调节即可。

②单足手杖长度测量：站直有困难的患者。

可用仰卧位测定。此时让患者呈直线仰卧，双手放身旁，测量自尺骨茎突到足底的距离，然后增加2.5cm（留出穿鞋时鞋后部的高度）。

（3）手杖的使用方法及注意事项。

①肘关节弯曲 20°~30°，两肩保持水平。

②健侧手拿手杖，健侧先上，患侧先下。

③腕和手必须能支持体重。

④目视前方行走，以正常的足跟先着地及足趾蹬地的步态行走。

⑤四足手杖离病人身旁距离应适当。

2. 肘拐（见图 12-4）

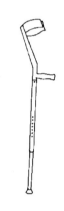

图 12-4　肘杖

（1）适用对象。

与手杖比较，肘拐可较好地保护腕关节，可以支持和加强腕部力量，为下肢提供较大支持。因此，当患者力量和平衡严重受累导致步行不稳定时，手杖无法提供足够稳定，这时应选用肘拐辅助行走。

（2）长度的测量。

①手柄到地面的长度测量，把手位置的确定同手杖。

②手柄至前臂托的长度，腕背伸，手掌面至尺骨鹰嘴的距离。

（3）肘拐使用注意事项。

①使用时相对较难，需要反复练习。

②上肢应有良好的力量，能较好地支持体重。

③前臂套应松紧适宜，过紧则肘拐难于移动，太松则会失去支撑力。

④前臂套应保持在肘与腕之间中点稍上方，过低则支撑力不足，太高则会影响肘关节活动甚至损伤尺神经。

3. 前臂支撑拐（见图 12-5）

（1）适用对象。

前臂支撑拐常用于下肢单侧或双侧无力而腕、手又不能承重的病人，如类风湿关节炎、上下肢均损伤等。

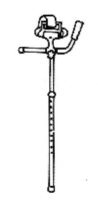

图 12-5　前臂支撑拐

（2）长度测量。

①立位测量：病人站直，目视前方，肩臂放松，测量自尺骨鹰嘴到地面的距离。

②卧位测量：足底到尺骨鹰嘴的距离加 2.5cm。

两种测量方法测出的长度均与托槽垫的表面到套头之间的距离相当。

（3）注意事项。

①手从托槽上方穿过，握住把手，前臂水平支撑在托槽上，承重点应在前臂。

②托槽前沿到手柄之间距离适当。

③前臂支撑拐不能放在离身体前方太远处，否则会引起立位平衡失调。

④无监护下行走之前要确认病人已具有充分的平衡和协调能力。

4．腋杖

（1）种类。

腋杖是人们熟悉常用的助行器，分长度固定式与长度可调式两种（见图 12-6、图 12-7）。

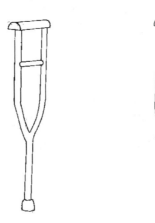

图 12-6　固定式　　　　图 12-7　可调式

（2）优点及缺点。

①优点：外侧稳定性好；平衡作用强；为负重受限者提供功能性行走助力；适合上下楼梯时使用。

②缺点：使用不当，易产生腋下压迫，致腋窝内血管、神经受损；相对笨重，在拥挤的地方使用，存在安全问题。

（3）适用对象。

任何原因导致步行不稳定，且手杖或肘杖无法提供足够稳定者均可选用腋杖，如脊髓灰质炎后遗症、胫腓骨骨折、截瘫、不能用左、右腿交替迈步者。

（4）长度测量

①身高乘以 0.77。

②身长减去 41cm。

③站立腋下 5cm 处至小趾外 15cm，大转子的高度为把手的位置。

④仰卧位，下肢穿上鞋或穿戴矫形器，将腋杖轻轻贴近腋窝，在小趾前外 15cm 与足底平齐处。

⑤注意腋垫顶部与腋窝之间应有 5cm 或三横指的距离。

（5）使用方法。

①迈至步（见图 12-8）：开始步行时常使用这种方法。

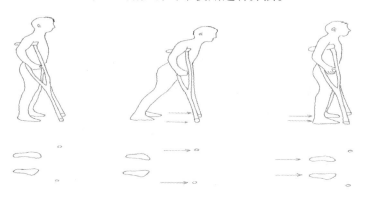

图 12-8　腋杖迈至步

②迈越步（见图 12-9）：多在迈至步成功后开始应用。

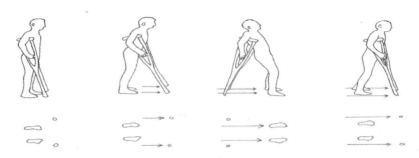

图 12-9　腋杖迈越步

③四点步（见图 12-10）：步行稳定性好，但速度较慢，步态接近正常步行。

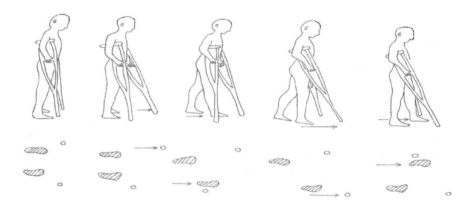

图 12-10　腋杖四点步

④三点步（见图 12-11）：步行速度快，稳定性良好。

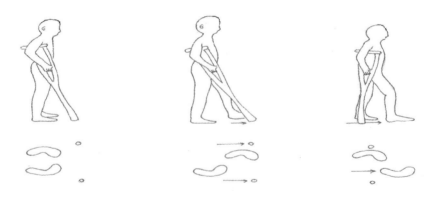

图 12-11　腋杖三点步

⑤两点步（见图 12-12）：掌握四点步行后训练，稳定性不如四点步，但步行速度比四点步快。

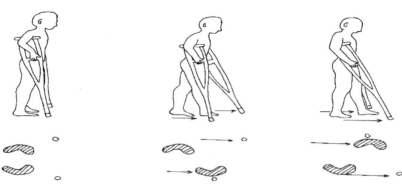

图 12-12　腋杖两点步

（6）注意事项。

①上肢和躯干需要有一定的肌力。

②上臂应夹紧，控制身体的重心，避免身体向外倾倒。

③腰部保持直立或略向前挺出姿势。

④拐杖着地点在脚掌的前外侧处，肘关节弯曲 20°~30°。

⑤腋垫抵在侧胸壁上，腋拐与躯干侧面成 15°角度。

⑥使用腋拐时着力点应在手柄处，而不是靠腋窝支撑，以避免伤及臂丛神经。

5. 轻型助行架（见图 12-13）

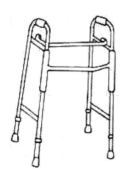

图 12-13　轻型助行架

（1）适用对象。

轻型助行架适用于需要比杖类助行器更大支持的单侧下肢无力或截肢者；全身或双下肢肌力差或不协调，需要独立、稳定站立者；要广泛支持，以帮助活动和建立自信心者。

（2）长度测量。

类似手杖长度的测量方法。

（3）使用注意事项。

①病人迈步腿不要迈得太靠近助行架，否则会导致向后倾倒。

②训练时可系有颜色的带子或橡皮条以提醒病人。

③助行架应放在病人前方合适位置，太远易扰乱病人平衡。

6. 助行台（见图12-14）

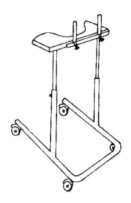

图12-14　助行台

助行台是一种带有前臂托或台、轮子的助行支架，又称为前臂托助行架或四轮式助行架。助行台支撑面积大、稳定性能好、易于推动。

（1）适用对象

①上、下肢均受累合并腕与手承重不能者。

②前臂支撑拐不适用的前臂明显畸形患者。

③下肢功能障碍需要使用助行架或前臂支撑拐但又合并上肢功能障碍或不协调的患者。

（2）长度测量

测量方法与前臂支撑拐相同，可根据患者残疾程度进行调整以利于使用。

（3）使用方法及注意事项

助行台支撑面积大、稳定性能好、易于推动。使用时，将前臂平放于支撑架上，利用助行台带动身体前移。助行台比较笨重，在有限的空间和户外操作时比较困难，因此患者需反复训练以达到熟练运用程度。

7. 轮椅（见图12-15）

（1）轮椅的适应症。

①步行功能减退或丧失者。

②非运动系统本身疾病但步行对全身状态不利者。

③中枢神经疾患使独立步行有危险者。

④慢性病病人和体弱者。

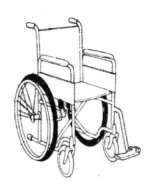

图 12-15　轮椅

（2）轮椅尺寸选择。

①座宽：即轮椅两侧扶手侧板之间的距离。坐好后，臀部与轮椅座位两内侧面之间的距离应各有 2.5cm 间隙为宜。

②座长：即靠背到座位前缘之间的距离。坐好后，腘窝部与座位前缘的间隙应以 6.5cm 为宜。

③靠背的高度：靠背上缘高度应在乘坐者腋下约 10cm 为宜。

④坐垫与脚踏板之间的距离：腘窝处大腿前端底部约有 4cm 不接触坐垫。

（3）不同疾病患者使用轮椅的注意事项。

①颅脑疾病病人使用轮椅的注意事项：驱动轮椅时必须有护理人员陪同。脑瘫等病人乘坐的轮椅要求配有适当的托板靠垫，可使用低温热塑板材制作。托板靠垫一定要根据试用情况反复认真修整，避免压疮出现。

②脊髓损伤病人使用轮椅的注意事项：损伤部位的高低决定肢体功能的恢复水平，并对轮椅提出不同要求。颈 4 以上损伤者：需配有小型呼吸机，轮椅上应装有上肢悬吊架。损伤部位较低、上肢功能健全者，特别是年轻病人，应训练好使用轮椅的技能，以增强康复后独立生活的能力。

③下肢伤残者使用轮椅的注意事项：膝关节强直者，轮椅应根据具体体位参数，配以下肢托架。单腿残疾者，坐垫上面与地面的距离非常重要，可通过大轮轴在轮椅架上的固定位置和坐垫厚度来调节。

④年老和体弱多病者：一般只需使用普通轮椅进行室内外活动，以增加身体的活动程度，改善代谢，达到延缓衰老的目的；同时，适当扩大活动范围，也可丰富生活，调整心态。

（4）轮椅的使用。

①乘坐轮椅的正确姿势。

a. 坐姿端正、双目平视、两肩放松、上肢悬垂于腋中线或双手握扶住扶手，身体上部稍向前倾。

b. 臀部紧贴后靠背。当驱车运动时，臀部与腹肌收缩，有利于骨盆的稳定，并减少臀部的异常活动。如果身体着力在臀部，说明座位太深，需换以较浅的椅座，或将一小靠垫垂直安放在患者背后。

c. 大小腿之间的角度在110°~130°范围以内，以120°最合适，髋部与膝部处于同一高度。内收肌痉挛者，需在两膝间安放衬垫以预防压疮。

d. 两足平行，双足间距与骨盆同宽，有利于稳定骨盆，并可分担身体重量。

e. 驱车时，肘关节保持30°左右屈曲为宜，以减少上肢肌肉的疲劳程度。

f. 坐不稳的患者或下斜坡时要给患者束腰带，行进时速度缓慢。

②减压训练。

目的：预防压疮。指导乘坐者进行有效的减压动作。减压动作两侧交替进行，一般每隔30min左右进行一次。

③驱动训练。

第一，平地驱动训练。

驱动轮椅的过程可分为驱动期和放松期。方法如下：

驱动前：松开车闸，身体向后坐直，眼看前方。

驱动期：双上肢后伸，稍屈肘，双手握紧手轮的后半部分，上身前倾的同时双上肢向前推动手轮并伸直肘关节。

放松期：当肘关节完全伸展后松开手轮，上肢自然放松下垂于大轮的轴心位置。为提高轮椅行驶速度，康养师需注意患者在轮椅上的姿势。

正确地掌握驱动期和放松期动作，加强躯干的平衡训练和上腹手指的肌力强化训练，是完成驱动轮椅的基本条件。

第二，转换方向和旋转训练。

患者用一手驱动轮椅即可改变方向。无论是在前是在后退的行驶过程中均可应用。以在静止状态下迅速转换方向为例，患者可一手固定一侧手动轮，另一手驱动另一侧手动轮，就会使轮椅以固定车轮为轴旋转。若需在固定位置上使轮椅旋转180°，患者可使左、右轮向相反方向驱动，一侧向前，另一侧向后，便可完快速180°旋转。

第三，抬前轮训练。

患者坐轮椅上下坡、上下台阶、越过障碍物、遇到不平整的路面或是希望快速行驶时，均需将轮椅的小前轮抬起。因此，掌握稳定地将小前轮抬起的技能是决定轮椅活动范围大小的重要条件。抬前轮训练包括以下几点：①在轮椅前放一低台阶（2~3cm），试让患者驱动轮椅上台阶。②将患者乘坐的轮椅放置于坡路上，向后滑动，在轮椅下坡滑到一定速度时，患者用力握后轮使轮椅停住，此时由于惯性作用有利于前轮抬起，但易造成轮椅向后翻倒，因而必须有人保护。③平地练习，患者双手紧握手动轮，完成轮椅向前、向

后、再向前的驱动动作。在再次向前驱动时突然加力，同时躯干后倾，前轮可抬起。训练时需有人在旁边保护

第四，单手驱动轮椅的训练。

偏瘫或上肢截瘫患者使用轮椅机会较多。在使用时，患者将患足放在足托板上，患侧上肢放置在扶手上，用健侧上肢驱动手轮，健侧足着地作为舵来掌握方向。经过短时间训练，一般患者可单独完成驱动动作，但在屋外或不平整的路面仍比较困难，需他人辅助。

第五，脊髓损伤患者轮椅应用训练。

对于脊髓损伤患者来讲，轮椅是替代其下肢的重要代步工具。即使是具有实用性拄拐步行能力的患者，在距离较长或路面复杂等许多场合都需使用轮椅。因此，轮椅应用训练是提高患者生活质量的重要保证。伤后 2~3 个月的患者脊柱稳定性良好、坐位训练已完成、可独立坐 15 分钟以上时即可进行。

C5 损伤患者四肢功能全无，训练使用频控或气控操纵电动轮椅；C6 损伤患者可利用手的粗大运动功能找电动轮椅上的杆式开关，可以手控操纵电动轮椅；C7 损伤者利用臂力带动伸时的手，推动加大手轮圈摩擦力的轮椅，因患者手不能抓握，需用手掌根部推动轮椅手轮圈，同时由于患者手的感觉功能减退或消失，推动轮椅时应用手套保护，以防手腕部受伤；C8 以下损伤患者能驱动标准轮椅自由活动，可以进行轮椅的平衡和技巧训练等。

第六，安全跌倒和重新坐直的训练。

患者在驱动轮椅时有发生跌倒的可能。在即将跌倒时，患者应迅速扭转头部，一只手抓住同侧的车轮，另一只手抓住对侧的扶手。在训练的过程中，应使轮椅把手着地，尽量避免患者的头着地；发生跌倒后，用双手拉动轮椅前部提起躯干，一手放于地上，一手抓住对侧的车轮向后用力，轮椅前部向前上方移动，使跌倒的轮椅朝直立位转动，双手逐步向前移动，直至轮椅直立。

第二节　辅助器具的使用

辅助器具是指能够有效地预防、补偿、减轻或抵消因残疾造成的身体功能减弱或丧失的产品、机械、设备或技术系统。

辅助器具涉及病人的起居、洗漱、进食、行动、如厕、家务、交流等生活的各个层面，是发挥病人潜能、达到自理生活的依靠，是患者回归社会的桥梁和实现全面康复的工具。

一、穿衣辅助器具

（1）穿衣钩（见图 12-16）：通过穿衣钩的牵引实现穿衣功能的器具，用于身体活动受限者，如关节活动度减小、肌力下降等，为偏瘫和截瘫患者常用的自助具。

（2）扣纽器（见图 12-17）：插入纽扣孔，钩住纽扣并旋出器具；适用于手部精细功能障碍的患者，如四肢瘫或偏瘫患者。

（3）穿袜器（见图 12-18）：是通过向上拉动穿袜器两侧的带子实现穿袜功能的器具，适用于躯干、活动障碍者，手部精细功能障碍者，肢体协调障碍者等。

（4）鞋拔（见图 12-19）：可辅助穿鞋一步到位，不必系鞋带或用手提，也不会把鞋子后边踩坏，适用于平衡功能障碍者、躯干或四肢活动受限者。

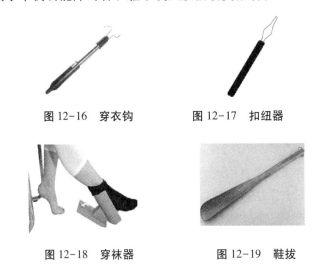

图 12-16　穿衣钩　　　图 12-17　扣纽器

图 12-18　穿袜器　　　图 12-19　鞋拔

二、进食辅助器具

（1）改装手柄的餐具。

①改装筷子（见图 12-20）：在两根筷子间装有弹簧片，松手后由于弹簧的张力使筷子自动分离，适用于仅能完成抓握，而不能主动伸直的偏瘫或高位截瘫患者。

②改装勺子（见图 12-21）：粗柄易于抓握，餐勺柄的角度可补偿手腕活动受限带来的进食困难。带 C 型夹的勺子可使截瘫、脑瘫、类风湿关节炎等手部无抓握能力的患者自行用餐。

（2）防洒碗（见图 12-22）：碗的底部有吸盘，放于承托物的表面，使碗更稳定，不易脱落，适用于手功能障碍者或单手操作患者。

（3）自动喂食器（见图 12-23）：适用于手功能严重障碍而无法用手或上肢进食的患者。

图 12-20　改装筷子

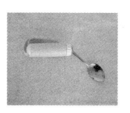

图 12-21　改装勺子

图 12-22　防洒碗

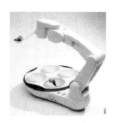

图 12-23　自动喂食器

三、如厕辅助器具

（1）坐便器（见图 12-24）：适用于平衡协调功能障碍、下肢无力或关节活动受限患者以及体力低下者。

（2）加高坐便器（见图 12-25）：在坐便器上加装加高垫，适用于坐轮椅转移或下肢关节活动受限的患者。

（3）扶手（见图 12-26）：适用于平衡功能障碍患者及步行障碍患者。

（4）厕纸夹（见图 12-27）：辅助患者取厕纸，完成会阴部清洁卫生。

图 12-24　坐便器

图 12-25　加高坐便器

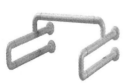

图 12-26　扶手

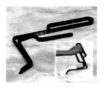

图 12-27　厕纸夹

四、洗浴辅助器具

（1）洗澡椅（见图12-28）：适用于平衡协调功能障碍患者、下肢无力或关节活动受限患者以及体力低下患者。

（2）洗澡刷（见图12-29）：方便单手患者使用，如偏瘫患者。

（3）带套环的洗澡巾（见图12-30）：适用于上肢关节活动受限患者或手部运动障碍患者。

（4）洗澡手套（见图12-31）：适用于手功能障碍患者。

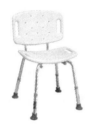
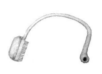

图12-28　洗澡椅　　　图12-29　弯柄洗澡刷

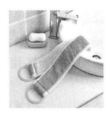
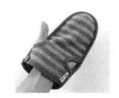

图12-30　带套环的洗澡巾　　　图12-31　洗澡手套

五、个人卫生辅助器具

（1）剪指甲辅助器具（图12-32）：可以增加自身稳定性，易于操作。它适用于手功能障碍患者，如偏瘫、截肢、手外伤等患者。

（2）改装牙刷（图12-33）：粗柄易于抓握，适用于手功能障碍患者。

（3）改装梳子（图12-34）：带C形夹的梳子可辅助手部无抓握能力者完成梳理动作。

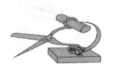
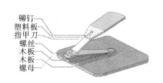

铆钉
塑料板
指甲刀
螺丝
木板
木板
螺母

图12-32　剪指甲辅助器具

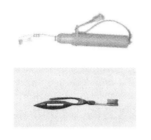

图 12-33　改装牙刷

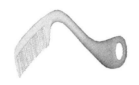

图 12-34　改装梳子

六、书写、阅读及交流辅助器具

（1）书写辅助器具（见图 12-35、图 12-36）：掌套置于手掌部，调整笔的角度，取得最佳的书写位置，适用于手抓握或抓捏能力障碍者。

（2）翻书器（见图 12-37、图 12-38）：增加摩擦力，适用于手功能障碍者。

（3）打电话辅助器具（见图 12-39）：适用于手不能握听筒而上肢存在部分功能患者。

（4）电脑输入辅助器具（见图 12-40、图 12-41）：适用于用手输入困难者。

（5）沟通板（见图 12-42）：适用于认知障碍或言语表达障碍患者。

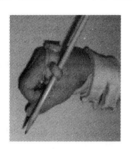

图 12-35　握笔套

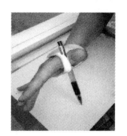

图 12-36　握笔夹

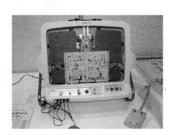

图 12-37　自动翻书器

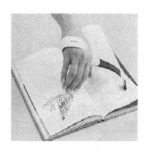

图 12-38　辅助翻书器具

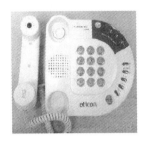

图 12-39　骨导电话

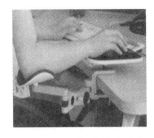

图 12-40　带肘托的键盘

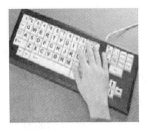

图 12-41　大字键盘

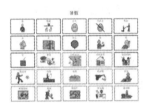

图 12-42　沟通板

七、转移辅助器具

（一）转移车

（1）水平移位机（见图 12-43）：适用于转移困难者的搬运，尤其是肥胖患者。

（2）垂直转移机（见图 12-44）：适用于将患者上下转移，如移至浴缸或水疗池等。

（二）转移板

转移板（见图 12-45）适用于存在部分上肢功能支撑力不足的患者进行转移。

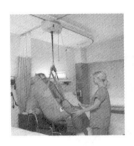

图 12-43　水平移位机

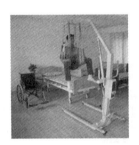

图 12-44　垂直移位机

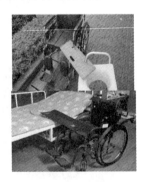

图 12-45　转移板

八、其他辅助器具

（1）拾物器（见图 12-46）：用于拿取稍远物品，适用于躯干活动障碍或转移障碍等患者。

（2）万能钥匙柄（见图 12-47）：适用于手抓握功能障碍患者。

（3）特制砧板（见图 12-48）：可以固定食物，适用于单手操作患者。

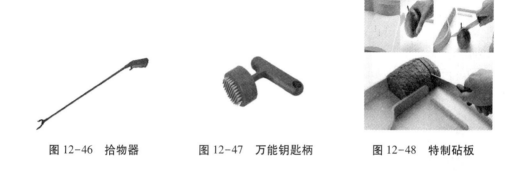

图 12-46　拾物器　　　　图 12-47　万能钥匙柄　　　　图 12-48　特制砧板

第三节　假肢、矫形器的使用及维护

四肢在人的生活和劳动中的巨大作用是不言而喻的，如果一个人因为各种原因不幸失去其肢体，将给他的生存和生活造成巨大的困难，同时给他周围的人甚至他所处的社会带来各种影响。因此为截肢者重建或部分弥补肢体功能是截肢者本人和整个社会的迫切需求。当医学和相关科学技术还没有发展到可以使截肢者的肢体重新长出来的时候，我们只有依靠现有工程技术手段制造的"假肢"来应对截肢者的现实需求。

一、矫形器

矫形器是在人体生物力学的基础上，作用于人体四肢或躯干，用于改变或代偿神经、肌肉、骨骼系统的功能或结构的体外装置。矫形器曾被称为夹板、支具等。

医护人员根据患者治疗需要为其穿戴矫形器，以保护、稳定肢体，预防、矫正肢体畸形，治疗骨关节、神经与肌肉疾病及功能代偿。

（一）适应症与禁忌症

（1）适应症：肢体、躯干需要保护、支持及固定的患者；肢体创伤或术后需采取制动以帮助消除炎症、水肿、疼痛的患者；肢体畸形的预防和矫正者；需要提高或恢复肌力、扩大关节活动范围的患者；为改善功能活动和功能代偿者；下肢需要减轻承重的患者；需借助矫形器提高生活自理能力的患者。

（2）禁忌症：因各种原因不宜穿戴矫形器者，如认知障碍、皮肤感染等。

（二）矫形器常见分类

（1）按装配部位：上肢矫形器、下肢矫形器、脊柱矫形器（见图 12-49、图 12-50、图 12-51）。

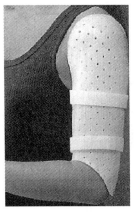
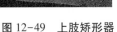
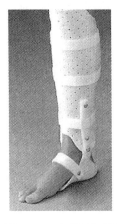
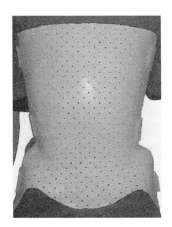

图 12-49　上肢矫形器　　　　图 12-50　下肢矫形器　　　　图 12-51　脊柱矫形器

（2）按治疗阶段：临时用矫形器、治疗用矫形器、功能代偿矫形器。

（3）按基本功能：固定性矫形器、保持用矫形器、矫正矫形器、免荷式矫形器、步行用矫形器、牵引式矫形器。

（4）按制作主要材料：塑料矫形器、纤维制品矫形器、金属框架式矫形器、石膏矫形器、皮革矫形器。

（5）按治疗疾病：儿麻矫形器、脊柱侧弯矫形器、先天性髋关节脱位矫形器、骨折矫形器、马蹄内翻足矫形器。

（三）矫形器应用目的

（1）固定和保护。

（2）稳定与支持。

（3）预防与矫正畸形。

（4）代偿功能。

（5）免负荷作用。

（6）抑制痉挛。

（四）矫形器的临床适用对象

（1）各种骨与关节损伤患者。

（2）各种中枢性疾病患者，如颅脑损伤、脑血管意外、小儿脑瘫患者。

（3）周围神经及肌肉疾病患者。

（4）各种炎性疾病患者。

（5）烧伤病人。

（五）矫形器操作方法与步骤

1. 全面评定

装配前对患者进行全面评定，在医师指导下制定矫形器处方。

2. 制作与装配

根据矫形器的设计方案确定材料、零部件，按照制造和装配工序进行操作，矫形器制作工艺分为两大类，即低温热塑矫形器的制作和高温热塑矫形器的制作。

（1）低温热塑矫形器：包括画肢体轮廓图、取纸样下料、塑形和修整、安装固定带和弹力部件（必要时）、试穿。

（2）高温热塑矫形器：包括确定肢体标志点、取石膏阴模、修石膏阳模、塑形和修整，装配支条和金属关节（必要时），安装固定带。

3. 矫形器的初检

做好的矫形器交医师评定，以了解矫形器是否达到预期目的，经医师同意后交给患者正式穿戴，此时，医师应认真向患者讲明矫形器的使用方法、穿戴时间、出现问题的处理方法。

4. 穿戴矫形器方法。

（1）正确的穿脱方法：指导患者及家属掌握正确的穿脱方法，操作时按照程序逐一进行，做到安全，便利，不损害矫形器。

（2）穿戴时间：根据治疗需要确定穿戴矫形器的时间，一般分为几个穿戴模式。

① 白天穿夜间可不穿，如痉挛、肌张力高患者，脊柱结核、压缩性骨折等。

② 夜间穿白天可不穿，如夜间使用的青少年特发性脊柱侧凸矫形器等；训练功能活动时穿，其他时间可不穿，如截瘫、学步幼儿、功能代偿者。

③ 康复过程中持续穿戴，如骨折、关节挛缩、畸形、永久功能缺失者等。

（六）矫形器的注意事项

（1）按操作程序穿戴矫形器。

（2）矫形器要符合治疗要求，穿着舒适、轻便、透气，便于穿脱。

（3）穿戴矫形器后，随时观察肢体有无肿胀、皮肤颜色有无异常，特别是初装后的2天更应注意。

（4）保持肢体清洁，防止皮肤感染。

（5）避免骨突处受压。若有异常情况，应及时调节固定带或松解矫形器。

（6）矫形器穿在肢体上要稳定，避免辅助部件的松脱。

（7）定期复查了解患者穿戴矫形器情况，提出下一阶段的治疗方案，对矫形器进行调

老年康养师实务

AONIAN KANGYANGSHI SHIWU

整和修改，必要时给予更换。

（8）做好矫形器维护与保养。

二、假肢

假肢就是用工程技术的手段和方法，为弥补截肢者或肢体不全者缺损的肢体而专门设计制造和安装的人工假体，用于替代整体或部分缺失或缺陷的体外装置，使他们恢复或重建一定的生活自理、工作和社交能力。假肢分为上肢假肢和下肢假肢两大类。

（一）禁忌症

（1）残肢承重部位皮肤表面有疤痕、植皮、皮下组织过少、皮肤与骨骼粘连。截肢者在穿用假肢时会导致皮肤擦伤（如烧伤、电击伤、交通安全事故伤、机械损伤等造成大面积的皮肤疤痕等）。

（2）残肢末端有骨刺、骨突起部位过于明显。截肢者在使用假肢时，会引起压痛和皮肤擦伤。

（3）残肢神经末端有神经瘤。截肢者在使用假肢时，会产生皮肤表面过敏性压痛。

（4）先天性肢体发育异常，残肢形状有畸形。

（5）由于种种原因，截肢后不注意假肢安装前残肢的康复功能训练，以致残肢严重屈曲、外展挛缩畸形的。

（6）恶性肿瘤截肢的。

（7）神经疾病引起的肢体运动、感觉功能障碍的。

（8）截肢侧关节活动范围不正常，肢体无肌力。

（9）由于周围血管疾病所致而造成的肢体缺血性坏死的（如糖尿病闭塞性动脉炎的截肢者）。

（二）假肢穿戴的步骤

（1）上肢穿戴部位选择：肩部尽可能保留肱骨头；肘部保留肱骨远端；腕部保留下尺桡关节。

（2）下肢穿戴部位选择：半骨盆切除保留髂嵴和坐骨结节；髋部保留股骨头和颈，股骨髁、胫骨结节；小腿不超过膝关节下 12.5cm。

（三）假肢康复训练

物理治疗：包括物理因子治疗和运动疗法。术前物理治疗是手术准备的一部分，主要以为截肢术后假肢控制功能训练做准备为主。训练内容包括术前评定、关节活动度训练和肌力训练。

（四）假肢的注意事项

（1）残肢肿胀。诱因：损伤、血管病变、手术处理不当、术后处理不当、假肢接受腔不良。预防与处理：正确确定截肢平面，考虑软组织条件，血运条件，愈合情况；血管处

218

理得当，大小血管都要彻底结扎，术后要引流；术后硬绷带使用。

（2）瘢痕、粘连及滑囊炎。诱因：瘢痕是人体修复创伤的自然产物，瘢痕组织是一种血液循环不良、细胞结构异常、神经分布错乱的不健全组织。瘢痕组织不断收缩可引起周围组织继发变形，造成各种挛缩畸形。预防与处理：防止感染，小创伤，切口与皮肤纹理一致，创口缝合整齐，尽早植皮，加压包扎。

（3）皮肤病。诱因：过敏、不卫生、受潮、残肢皮肤松弛。预防与处理：注意卫生、应用吸水强的棉质袜套、正确治疗、手术治疗。

（4）残肢皮肤坏死、感染、溃疡。诱因：血运障碍和神经营养障碍时，残端皮肤张力过高，骨端及假肢的机械摩擦压迫造成皮肤损伤，续发溃疡感染。预防与处理：正确选择截肢平面、对原发病进行处理、换药或植皮处理、检查接受腔是否合适、冲洗引流窦道。

思考题

1. 简述助行器的分类及长度测量。
2. 简述轮椅的尺寸选择及注意事项。
3. 简述常见辅助器具的分类。

本章参考文献

[1] 李华娟，张卫梅，林继红.九步口腔操联合间歇经口置管在脑卒中中度吞咽障碍患者的应用及护理 [J]. 医学理论与实践，2020，33（13）：20-22.

[2] 闵水平，孙晓莉，等.作业治疗技术 [M].北京：人民卫生出版社，2021.

[3] 肖晓鸿.康复工程技术 [M].北京：人民卫生出版社，2014.

[4] 赵辉三.假肢与矫形器 [M].2版.北京：华夏出版社，2013.